中国百年百名中医临床家丛书

章真如

武汉市中医医院章真如学术研究室

郑　翔　章汉明　韩乐兵　刘惠武　编著

中国中医药出版社

·北京·

图书在版编目（CIP）数据

章真如 / 郑翔等编著. -- 北京：中国中医药出版社，2001.5（2025.8 重印）

（中国百年百名中医临床家丛书）

ISBN 978-7-80156-177-0

Ⅰ. ①章… Ⅱ. ①郑… Ⅲ. ①中医学临床—经验—中国—现代 Ⅳ. ①R249.7

中国版本图书馆 CIP 数据核字（2001）第 16335 号

中国中医药出版社出版

北京经济技术开发区科创十三街 31 号院二区 8 号楼

邮政编码　100176

传真　010-64405721

廊坊市佳艺印务有限公司印刷

各地新华书店经销

开本 850 × 1168　1/32　印张 7.75　字数 180 千字

2001 年 5 月第 1 版　2025 年 8 月第 3 次印刷

书号　ISBN 978-7-80156-177-0

定价　35.00 元

网址　www.cptcm.com

服 务 热 线　010-64405510

购 书 热 线　010-89535836

维 权 打 假　010-64405753

微信服务号　zgzyycbs

微商城网址　https://kdt.im/LIdUGr

官 方 微 博　http://e.weibo.com/cptcm

天猫旗舰店网址　https://zgzyycbs.tmall.com

如有印装质量问题请与本社出版部联系（010-64405510）

出版者的话

祖国医学源远流长。昔岐黄、神农，医之源始；汉仲景、华佗，医之圣也。在祖国医学发展的长河中，临床名家辈出，促进了祖国医学的迅猛发展。中国中医药出版社为贯彻卫生部和国家中医药管理局关于继承发扬祖国医药学，继承不泥古、发扬不离宗的精神，在完成了《明清名医全书大成》出版的基础上，又策划了《中国百年百名中医临床家丛书》，以期反映近现代即20世纪，特别是新中国成立50年来中医药发展的历程。我们邀请卫生部张文康部长做本套丛书的主编，卫生部副部长兼国家中医药管理局局长佘靖同志、国家中医药管理局副局长李振吉同志任副主编，他们都欣然同意，并亲自组织几百名中医药专家进行整理。经过几年的艰苦努力，终于在21世纪初正式问世。

顾名思义，《中国百年百名中医临床家丛书》就是要总结在过去的100年历史中，为中医药事业做出过巨大贡献、受到广大群众爱戴的中医临床工作者的丰富经验，把他们的事业发扬光大，让他们优秀的医疗经验代代相传。百年轮回，世纪更替，今天，我们又一次站在世纪之巅，回顾历史，总结经验，为的是更好地发展，更快地创新，使中医药学这座伟大的宝库永远取之不尽、用之不竭，更好地服务于人类，服务于未来。

本套丛书第一批计划出版140种左右，所选医家均系在中医临床方面取得卓越成就，在全国享有崇高威望且具有较高学术造诣的中医临床大家，包括内、外、妇、儿、骨伤、针灸等各科的代表人物。

本套丛书以每位医家独立成册，每册按医家小传、专病论治、诊余漫话、年谱四部分进行编写。其中，医家小传简要介绍医家的生平及成才之路；专病论治意在以病统论、以论统案、以案统话，即将与某病相关的精彩医论、医案、医话加以系统整理，便于临床学习与借鉴；诊余漫话则系读书体会、札记，也可以是习医心得，等等；年谱部分则反映了名医一生中的重大事件或转折点。

本套丛书有两个特点是值得一提的：其一是文前部分，我们尽最大可能地收集了医家的照片，包括一些珍贵的生活照、诊疗照，以及医家手迹、名家题字等，这些材料具有极高的文献价值，是历史的真实反映；其二，本套丛书始终强调，必须把笔墨的重点放在医家最擅长治疗的病种上面，而且要大篇幅详细介绍，把医家在用药、用方上的特点予以详尽淋漓地展示，务求写出临床真正有效的内容，也就是说，不是医家擅长的病种大可不写，而且要写出“干货”来，不要让人感觉什么都能治，什么都治不好。

有了以上两大特点，我们相信，《中国百年百名中医临床家丛书》会受到广大中医工作者的青睐，更会对中医事业的发展起到巨大的推动作用。同时，通过对百余位中医临床医家经验的总结，也使近百年中医药学的发展历程清晰地展现在人们面前，因此，本套丛书不仅具有较高的临床参考价值和学术价值，同时还具有前所未有的文献价值，这也是我们组织编写这套丛书的初衷所在。

中国中医药出版社

2000年10月28日

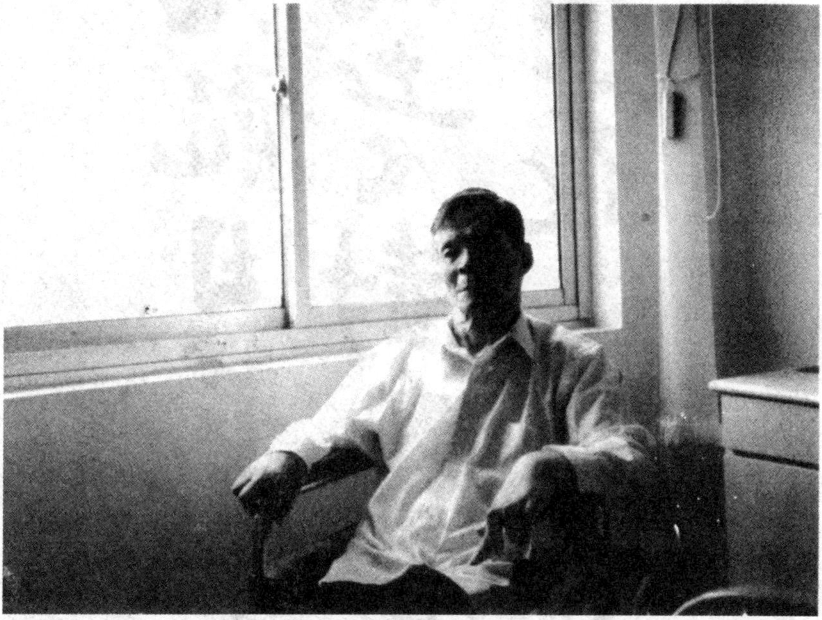

章真如先生

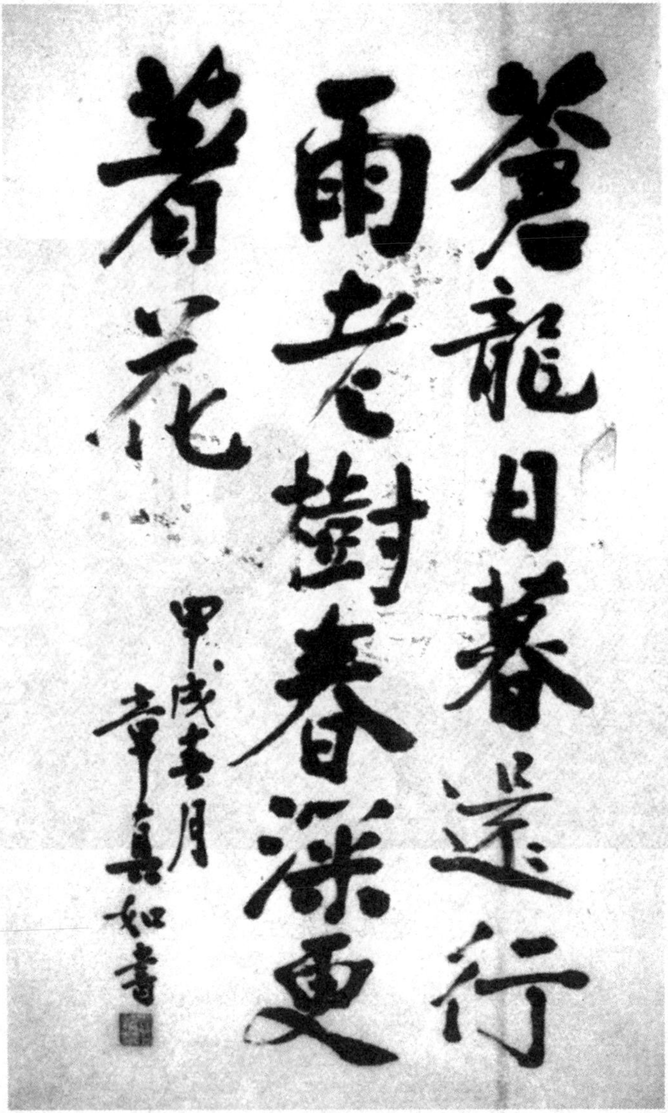

章真如手迹

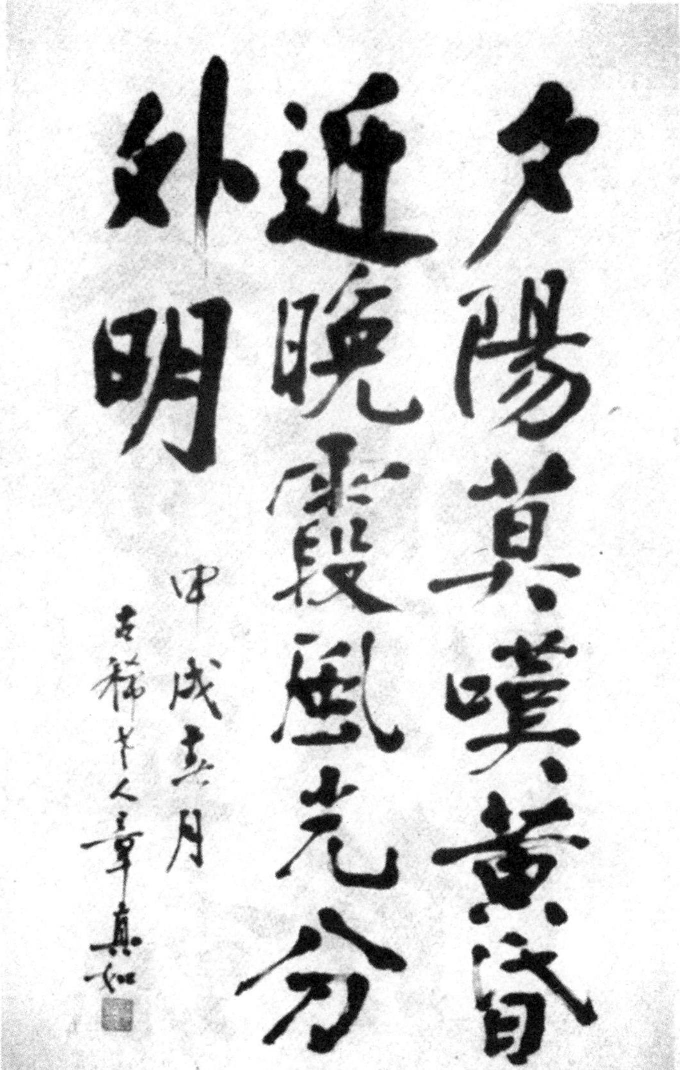

章真如手迹

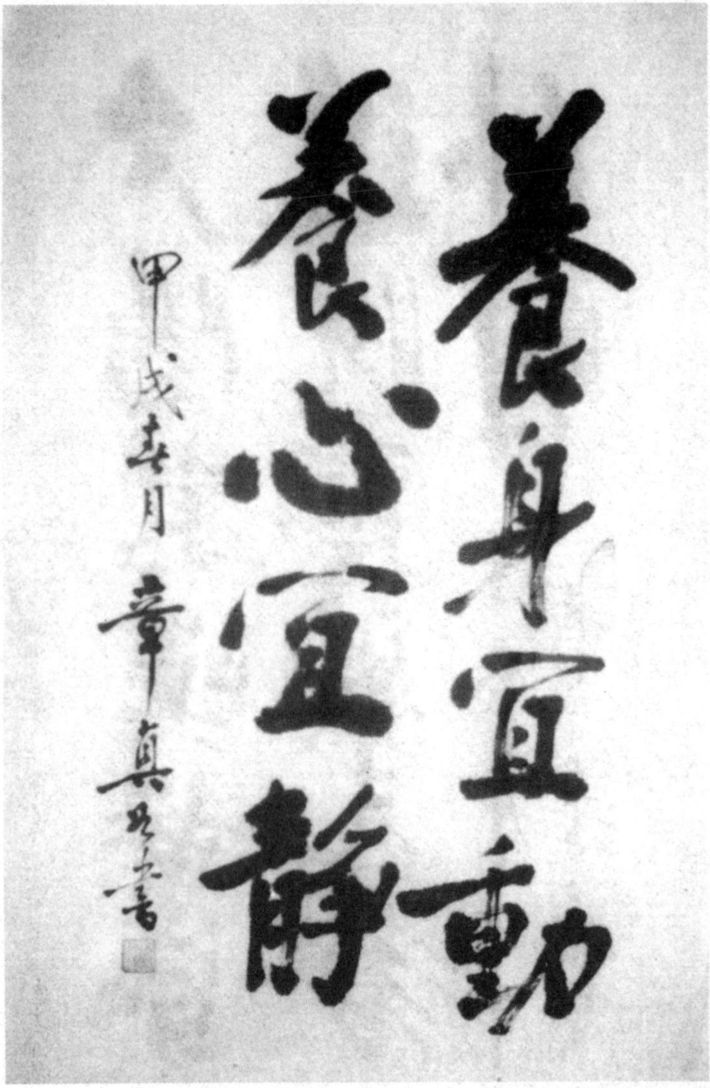

章真如手迹

内容提要

章真如，当代著名中医学家，本书是章氏门人对其主要学术思想及临床经验的系统总结。

全书共分四大部分：第一部分为医家小传，记载了章氏的主要生平事迹；第二部分为专病论治，又分为肝病论治、肾病论治、糖尿病证治述要、阴虚证与滋阴疗法的应用、湿热证治五部分，系统总结了章氏对多种疾病的临床治疗经验；第三部分为诊余漫话，辑录了章氏的主要学术思想及学术成就；第四部分为章氏年谱。

目 录

医家小传

章真如主任医师，1924年9月11日出生，原籍江西南昌县剑霞乡瀚头章村。章氏幼年丧父，祖父月樵公，为农村“土郎中”，在当地颇有名气，生前有章氏继承祖业的愿望。

章有同胞姐弟共四人，其排行老二，幼年体弱多病，七岁入私塾，读《三字经》《百家姓》《千字文》以及《幼学琼林》等，14岁因避难辍学。

1938年日寇侵华，章母携孤儿逃难到吉安。1942年，章氏18岁，仍无正当职业，靠母亲纺织度日。时值兵荒马乱，流离失所与贫病交加，生活几近绝境。一日，章氏在街上发现一张用毛笔书写的招生广告，内容是由南昌避难来吉安的中医师许寿仁医师诊所招收学徒，协助诊务。冥冥之中，天赐良机，报名仅二人，录取唯章一人，真是喜从天降，绝处逢生，千古有奇缘。从此章承其祖学医遗训，涉足杏林，如鱼得水，发奋自强，立志学好医术，为民治病。寒暑三易，在许公的指导下，不到一年，基本能背诵

《内经知要》《伤寒论》《金匮要略》《医宗金鉴》《内科心法》《温病条辨》《汤头歌诀》《药性赋》等书，跟师前后近十年。新中国成立后，章氏北上武汉，投身党的中医事业，迄今业医五十余年，治病救人，德业兼优，学验俱丰，硕果累累。

许寿仁先生（1904–1970年），原籍安徽省歙县人，青年时代受业于江西省鄱阳县名医江仲苏老先生门下，嗣后在江西南昌市悬壶问世，声望颇高。其学术渊源于“新安医学”。许公出生于皖歙，地处皖南，与祁门、休宁等县，为古“新安郡”。该地明清以来，医风鼎盛，名家辈出，大有“人杰地灵”之胜，为著名“新安学派”发祥地。考其历史与地理原因，新安与浙江山水相连，气候、风俗及人体素质基本相同，元代浙江义乌著名医学家朱丹溪学术思想，很快流入新安。

章氏1942年至1952年追随许公十载，师生情感笃深，耳濡目染，潜移默化，在临床运用之中，深思熟虑，章氏通过研究“新安学派”上溯到研究金元医家朱丹溪学说，他以《内经》阴阳学说为主导，着重对“阴”的研究，精读勤研前贤朱丹溪的著作《格致余论》《局方发挥》等书，旁及诸子百家及近代名医的真知灼见，积多年读书与临床体会，顿悟“阳有余而阴不足”“相火论”是朱学的精髓，朱氏是滋阴学说的奠基者。章氏在此基础上，根据自己多年临证经验，颇有发展，创著《滋阴论》；丹溪在临床重点发挥气、血、痰、瘀四伤学说，分别著有《调气论》《痰证论》《瘀证论》；丹溪认为，血虚生热，热生风，章则作《风证论》；丹溪认为“湿热相火为患最多”，章则作《湿热论》《火证论》；丹溪曾有《养老论》，开老年医学的先河，章继丹溪之志，略事发挥重著《养老论》；丹溪重视肝肾辨证，章则遵其旨，著有《肝胆论》《肾学论》。以上共约80余万字，合编为《章真如医学十论》，已由武汉出版社正式出版。章氏发表的“滋阴疗法及其有关几个问题”一文，不仅在国内产生良好影响，而且在日本神户中医药研究会编纂的《中医临床讲座》第一辑予以译载。此外，他为研究朱丹溪全面历史和学术价值著述的《朱丹溪学术考论》一书，由中国中医药出版社出版。由此可知，章氏作为朱丹溪学说继承和发扬者，是当之无愧的。

章氏主要学术思想，重点研究“阴”，其基本点在“阴虚”，认为“阴精为人身之本”“阴虚为百病之因与果”“滋阴为临床常用手段”。阴虚导致的疾病，临床屡见不鲜，如高血压、冠心病、慢性肝病、慢性胃病、糖尿病、慢性气管炎、肺结核、慢性肾盂肾炎等。辨证为阴虚者拟定养阴二十法借以通常达变，布施于临床各科，且按脏腑辨证组成养阴系列方药。

章氏常以三子养阴汤养心阴；以加味一贯煎养肝阴；以香砂益胃汤养脾（胃）阴；以养阴清肺汤等养肺阴；以知柏地黄汤等养肾阴；另如滋肾养肝汤治疗肝肾阴虚的疾病，以滋阴养液汤治阴虚热痹等。以上方剂属滋阴法的基本方，应用恰当则临床效果颇为显著。章氏数十年临床经验摸索出的一整套滋阴法则及方药，成为章氏在学术研究上的主要贡献。章氏因少时体弱多病，尽其所能，笔墨成为他的良好伴侣，他尤爱书法，以临摹颜真卿、钱南园字帖为多，写字成为他的生活必修课，消遣之主要方法，特别在晚间睡眠前要写一个小时楷书，悬腕，两脚站立，写完后身体很舒适，睡眠也安定，很快就能入寐，如果因故一天未能写字，就会有失落感。章氏的字笔力苍劲，气势宏伟，一手好颜体字，实为老中医中鲜见者。章氏认为写字对身体健康有益，可以锻炼身体，振奋精神，增强毅力，陶冶情操，我们何乐而不为呢！

几十年来，章氏在工作上取得了很大的成就，但他从不居功自傲，对衣食住行"简字当头"，粗茶淡饭是他久已养成的习惯，一生心血全用在医学临床、教学、科研上，他名重不自持，一如既往地坐拥书城，被后学戏称为"活字典""真正的图书管理员"。他潜心医学，默默贡献，不喜张扬，心境淡泊，专心致志做学问，他以渊博的知识和精湛的医术，为人民健康造福，成绩斐然。他将自己的毕生的精力倾注于他执着追求的事业中，患者第一，事业为重，名利淡如水，赢得人民群众和同道的尊重。

专病论治

肝病论治

章氏肝病论治四十法

治肝法则起源于《内经》，其言简意赅，给后世奠定了治肝理论基础。《素问·脏气法时论》指出："肝苦急，急食甘以缓之。""肝欲散，急食辛以散之，用辛补之，酸泻之。"寥寥数语，指出了甘缓、辛散、酸收三项治肝大法，为肝病治疗开辟了蹊径。尔后历代医家在此基础上，各自发挥。如《难经·第十四难》指出："损其肝者缓其中。"张仲景在《金匮要略》中进一步指出"夫肝主病，补用酸，助用焦苦，益用甘味之药调之"的原则，并创制四逆散、小柴胡汤、半夏厚朴汤、芍药甘草汤等重要方剂，从而使辛散、酸收、甘缓等治则的运用更为具体。金代张元素结合临床示例举出三法用药。元代李杲以脾胃立论著名，对脾胃肝胆的关系及其治疗用药，多有创见。值得一提的是清代魏玉璜在编辑《续名医类案》的过程中，把自己的部分临床心得附录案后。王孟英汇辑成《柳州医话》，其中半数论述肝病，特别是肝火及肝阴亏损之证治，尤有独到之处。章氏十分赞赏魏玉璜创制的"一贯煎"，他认为此方是治疗肝病阴虚的良方，并结合临床经验加白芍、郁金，名曰"加味一贯煎"，以此治疗各种慢性肝病、胁痛、胆胀等属于阴虚者，皆收药到病除之效。清代名医王旭高在《西溪书屋夜话录》中专门阐述治肝三十法，王氏所称肝病于肝本身病变、举凡情志、眼目、筋络、血液以及肝与肾（乙癸同源）、肝与脾胃（木土关系）均包括在内。王氏肝病证治三十法，对肝病作了较详尽的分证治疗，他把肝病扼要地分为肝气、肝风、肝火三大类，作为肝病证治纲领，他说："肝气、肝风、肝火三者同出异名，其中侮脾、乘胃、冲心、犯肺、挟寒、挟瘀、本虚、标实种种不同，故病最杂，而治法最广。"清代名医费伯雄对肝病具有丰富经验，具体表现在《医醇賸义》所载二十余首方中，理论充分，临证有效，值得借鉴。费氏治肝重视肝之本身生理特点，以及与其他脏腑相互关系，病机转化规律等，立法遣药，确有独到之处。他认为，肝为藏血之脏，具司疏泄之职能，故以血为体，以气为用，血属阴，为物质基础，充养肝体；气属阳，是功能活动，为肝之用，相互为根。反之肝脏气机失调，则可产生气滞血瘀，或血虚不行，进而导致其他病变，所以费氏治肝大量使用理血调气之药，同时也注重健脾益气，以资化源。搜其治肝配伍规律，大致分为八法，即疏肝解郁、平肝熄风、清肝泻火、温肝散寒、补肝养血、肝胆同治、肝脾同治、肝肺同治法。近代江南名医丁甘仁，著述颇多，治肝病素有专长，后人掇其诸门中涉及治肝法则及方药，归纳为十项治则，即养肝熄风、柔肝养血、凉肝涤痰、滋肝潜阳、清肝滋肾、泻肝安胃、疏肝理气、疏风明目、清肝降火、清肝化湿法。江西名医许寿仁，精通内妇儿科，尤以妇女病擅长。章氏为其归纳为治妇女病调肝十法，即疏肝解郁、疏肝理脾、疏肝软坚、疏肝化瘀、疏肝清火、清肝和胃、温肝通络、舒肝养血、肝肾两补、泻肝利湿法，使肝病治则更趋完备。综上所述，肝病治法经历代医家探索，内容更趋完善和系统化，为肝病治疗学的创立奠定了基础，值得后世发扬。

章氏在研究前人治肝诸法的基础上，结合自己临床经验和体会，根据理、法、方、药辨证论治原则，提出从肝论治四十法，颇便于临床掌握应用，兹分述如下：

1. 疏肝理脾法 本法适用于情志抑郁不畅，肝木乘脾，肝脾失调。主要表现为胸闷不舒，胁痛，腹胀，纳呆，腹泻，妇女月经不调，经前乳胀，脉弦细，舌暗淡，苔白。代表方如逍遥散，方中柴胡疏肝解郁；当归、白芍养血补肝。三药配合，补肝体而助肝用为主。配伍入脾之茯苓、白术为辅，以达补中理脾之用。加少许薄荷、生姜为佐，助本方之疏散条达。炙甘草为使药，助健脾并调和诸药。诸药合用，使肝郁得解，血虚得养，脾虚得补，则诸症自愈。逍遥散对情志不适所致的疾病，如慢性肝病、肠胃功能紊乱、十二指肠淤滞以及妇女月经不调、妇女更年期综合征等效果较好，如加郁金、川楝子，其疏肝行气解郁的作用更为明显，如用于调经止痛，可去薄荷加香附、益母草；如热象明显，可加丹皮、山栀，即丹栀逍遥散。

2. 疏肝行气法 本法适用于肝郁气滞，结聚不散，表现为胁肋疼痛，固定不移，嗳气不已；或寒热往来，或胸脘气结；或气阻喉间，气与痰结，吞之不下，吐之不出，谓之“梅核气”，脉弦细，舌红，苔薄白。代表方如柴胡疏肝散，方中柴胡、枳壳、香附疏肝调气为主药；川芎、白芍和血养肝为佐药；甘草甘缓和中，合用之，具有疏肝行气，止痛散结之功。柴胡疏肝散治胁肋疼痛，肝胃不和，吞酸嗳气，胃脘胀痛效果好。临床常用于慢性胃炎，十二指肠球部溃疡，喉头、胃肠神经官能症。如有“梅核气”可与半夏厚朴汤化裁使用，如兼慢性咽炎，可加玄麦甘桔汤。

3. 疏肝和胃法 本法适用于肝气郁结，横逆犯胃，表现为胃脘胀痛，牵引胁肋，嗳气频作，时有泛酸，即所谓“肝胃痛”，脉弦，舌暗红，苔薄白或薄黄者。代表方如柴胡疏肝汤（《金匮翼》），方中柴胡、香附疏肝解郁；白芍缓肝活血；川芎行气活血；枳壳、陈皮行气和中；甘草调和诸药，共奏疏肝和胃之功，即所谓“治肝可以安胃也”。柴胡疏肝汤是治肝胃痛要方，本方比柴胡疏肝散多陈皮一味，其行气和胃功用，略胜一筹。临床对浅表性胃炎效果较好，本方与沉香降气散（沉香、砂仁、炙甘草、香附、玄胡、川楝子）合用，疗效更佳。

4. 疏肝温中法 本法运用于肝郁气滞，寒凝中焦，表现为胃脘冷痛，喜温喜按，遇寒则痛，遇暖则舒，脉沉弦，舌淡红，苔薄白者。代表方如良附丸，方中良姜温胃散寒，香附疏肝行气，气行寒散，胃寒即止。良附丸合平胃散（陈皮、半夏、厚朴、甘草）治胃脘作痛，效如桴鼓，常见有暑月露宿，贪凉饮冷，饮食不节，而发生急性胃炎，胃痛呕逆甚剧者，用本方有效。如肝胃火逆者，则不适用。另有吴茱萸汤亦属本法，该方一方三治，上可温寒，下可暖肾阳，又能温中补虚，降逆止吐。

5. 疏肝养阴法 本法亦称养阴柔肝法，适用于肝郁阴虚，肾水不足，肝失所养，肝气横逆，症见胁肋疼痛，脘胀满，口干口苦，脉弦细，舌红少津等。代表方剂一贯煎，方中沙参、麦冬、当归、生地、枸杞子滋养肝肾；加川楝子疏肝理气，使肝体得养，肝气条畅。诸药合用，使肝阴得养，肝气条达，则胁肋之痛除。一贯煎是魏玉璜之名方，并有加减法，如大便秘结加瓜蒌仁，虚热多汗加地骨皮，阴虚过甚加石斛，胁胀痛加鳖甲，烦热而渴加知母、生石膏，腹痛加芍药、甘草；不寐加枣仁等。章氏临证常用此方治疗阴虚肝郁，并加白芍配当归，以加强柔肝止痛、养肝活血之功效，加郁金配川楝子，以增强疏肝理气、活血化瘀作用，名曰“加味一贯煎”。临床治疗慢性肝炎、肝硬化及其他肝病，症见阴虚胁痛、脉弦、舌红者效果良好。

6. 疏肝化瘀法 本法亦称疏肝软坚法，适用于肝郁气滞，血瘀，痰凝，成核成块。症见颈项瘰疬，或乳核、痰核，或胁下痞块，或少腹块痛，或妇女经闭、腹中癥瘕，脉多沉弦，舌暗红，苔薄白或黄。代表方如消瘰丸（玄参、煅牡蛎、贝母），清肝解郁汤（生地、当归、白芍、川芎、陈皮、半夏、贝母、茯神、青皮、远志、桔梗、苏叶、栀子、木通、生草、香附、生姜），少腹逐瘀汤（赤芍、当归、干姜、玄胡、肉桂、炒小茴、川芎、没药、炒五灵脂、生蒲黄），膈下逐瘀汤（川芎、当归、赤芍、丹皮、桃仁、香附、五灵脂、甘草、玄胡、枳壳、乌药）。我们在临床常用消瘰丸治颈淋巴结核，清肝解郁汤治疗乳腺增生，膈下逐瘀汤治疗肝硬化，肝脾肿大可加丹参、鳖甲，如脾脏特大，兼用鳖甲煎丸，少腹逐瘀汤治疗附件囊肿等。恶性肿瘤不属于本法治疗范围。

7. 疏肝利水法 本法适用于肝郁气滞，血瘀痞积，水液不行，症见腹中胀满，腹大如鼓，四肢瘦削，小便不利，脉弦细，舌质暗红，苔白腻。代表方剂达郁宽中汤，方中当归、白芍养血柔肝；柴胡疏肝解郁；沉香化气；晚蚕砂除胀；鸡内金入肝脾二经，健肝理脾；厚朴、香橼皮行气宽中；茅根利尿；鲜葱中空性散，有利水催尿之力，合而用之，共奏疏肝、理脾、消胀、行气利水之功。达郁宽中汤是近贤何廉臣氏治臌胀良方，章氏运用此方常加大腹皮、牵牛子、白术治疗肝硬化腹水有一定效果，而且腹水消退后不易反复。

8. 疏肝泄热法 本法适用于肝气郁结，日久生热化火，克土犯胃，表现胁肋疼痛，胃脘胀痛，呕吐泛酸，嘈杂嗳气，脉弦数，舌质红，苔薄黄。代表方剂如左金丸，方中重用黄连之苦寒泻火，降逆止呕；少佐吴茱萸之辛温，开郁散结，下气降逆，前者是实则泻其子之义，后者是用以反佐。本方具有辛开苦降，泄肝和胃之功。还有金铃子散，方中金铃子能泄肝火、行气滞，玄胡行气活血止痛，合用则气畅血行，疼痛自止。左金丸辛开苦降，泄肝和胃。金铃子散调肝泄热，活血止痛。二方合用对慢性胃炎、慢性胆囊炎、胃与十二指肠溃疡具有热证者效果好。

9. 平肝潜阳法 本法亦称育阴潜阳法，适用于肾阴不足，不能涵养肝木，肝阳偏亢，表现头痛，眩晕，耳鸣，目赤，头面烘热，口苦口干，睡眠不好，脉弦，舌赤等，代表方剂如天麻钩藤饮。方中天麻、钩藤，平肝熄风；石决明镇肝潜阳；杜仲、桑寄生、夜交藤、牛膝滋养肝肾；栀子、黄芩清热；茯神安神；益母草通络，诸药合用具有平肝熄风、滋阴潜阳之功。天麻钩藤饮治疗高血压病，具有肝阳上亢者，引起眩晕，头痛，甚至中风，半身不遂，口角歪斜，舌强语謇，均有良好效果。如舌红无苔，可去黄芩、栀子。另有资生清阳汤（桑叶、丹皮、柴胡、天麻、白芍、白蒺藜、钩藤、石斛、杭菊、薄荷、草决明、生地）是本院经验方，对有肝阳上亢症状者，效果甚佳。

10. 镇肝熄风法　本法适用于肝风内动，手足瘈疭，或肝阳上亢，血与气并走于上所致之类中风证。症见眩晕，昏冒，肢体不利，口眼歪斜，烦躁不安，或头摇，四肢颤动等，脉弦，舌质红，苔黄腻。代表方剂如镇肝熄风汤，方中重用牛膝引血下行；龙骨、牡蛎、龟板、白芍潜阳镇逆，柔肝熄风；赭石降逆平冲；玄参、天冬壮水涵肝，清金制木；茵陈清肝热而舒肝郁；麦芽舒肝和胃；川楝子疏泄肝气。镇肝熄风汤为张锡纯名方。章氏临床体验到，本方与天麻钩藤饮、资生清阳汤应参照使用。如肝阳上亢，热象明显，宜资生清阳汤；如病程延久，阳欲化风之际，宜天麻钩藤饮；如肝阳亢盛，风邪已动，宜镇肝熄风汤。以上系对高血压脑病而言，另如麻痹震颤，或脑炎后遗症等，亦可参用本法。

11. 平肝熄风法　本法适用于邪热传入厥阴，阳热亢盛，热极生风，表现为高热不退，神志昏迷，四肢抽搐，小儿高热惊厥者。代表方剂如羚角钩藤汤，方中羚羊角、钩藤、桑叶、杭菊凉肝熄风、定惊；川贝凉心解郁、化痰清热；茯神定心神悸动；芍药、甘草、生地酸甘化阴，清热凉血，以缓肝急；竹茹通络祛痰，清泄肝胆之热；诸药合用，则凉肝熄风、增液滋肝。羚角钩藤汤是退热熄风要方，对小儿发热惊厥效果较好，或用于“脑炎”高热期。

12. 柔肝熄风法　本法适用于温病邪热久羁，伤耗阴液和血虚生风之证。邪热伤阴，或血虚不能养筋，故筋脉拘挛；手足蠕动，头目眩晕，为水不涵木，肝风内动所致。代表方如阿胶鸡子黄汤，方中以阿胶、鸡子黄为君，取其血肉有情之品，滋血液，熄风阳；白芍、甘草、茯神为臣，酸甘化阴，柔肝熄风；石决明、生牡蛎为佐，镇摄浮阳；筋挛则络不舒，故用钩藤、络石藤为使，取其通络舒筋。合用则为养血滋阴、柔肝熄风之剂。羚角钩藤汤证，为风火相煽，热极生风，属热属实，故重在平肝熄风。而阿胶鸡子黄汤证，为真阴内竭，血虚生风，属虚而有热，故重在柔肝熄风。因此，上述二法均为“流脑”“乙脑”或其他脑炎参考方剂。

13. 清肝泻火法　本法亦称疏肝泄热法，适用于肝郁生热化火，肝火内郁，症见胁胀疼痛，口干口苦，或日晡潮热，自汗盗汗，或妇女月经过多，淋带杂下者。代表方剂如丹栀逍遥散，方中柴胡疏肝解郁，当归、白芍养血补肝，三药配合，补肝体而助肝用为主；配伍入脾之茯苓、白术为辅，以达补中益脾之用；加入薄荷、生姜为佐，助本方疏散条达；炙甘草为使；由于肝郁血虚发热，故加丹皮、栀子以清肝之热。故诸药合用，具有疏肝清热泻火之功。本证常见于神经官能症、甲状腺机能亢进、肺结核早期、妇女更年期综合征。本方为加味逍遥散，具有疏肝解郁、健脾和血功效，加丹皮、山栀，增强疏肝清热之功，宜于肝郁而火盛者。

14. 泻肝利湿法　本法亦称泻肝利尿法，适用于肝胆经湿热内蕴，或肝气上逆。症见头痛，胁痛，口干口苦，小便淋浊，妇女带下黄臭者。代表方剂如龙胆泻肝汤，方中龙胆草苦寒泻肝胆实火，除下焦湿热；黄芩、栀子苦寒泻火；木通、车前子、泽泻清利湿热；火盛必劫阴液，故用生地、当归滋养肝血，使邪去而血不伤；柴胡条达肝气；甘草调和诸药。共奏泻肝火，清湿热作用。龙胆泻肝汤用于治疗热淋（急性泌尿系感染），以及妇女宫颈糜烂、阴道炎、带下黄臭等有一定效果。

15. 养肝宁神法 本法适用于肝血不足，阴虚阳亢，邪火上乘，虚热内亢，症见虚烦不眠，心神不安，心悸盗汗，头昏目眩者。代表方剂如酸枣仁汤。方中酸枣仁养血安神；佐以川芎调血养肝；茯苓宁神；甘草培土缓肝；知母清热除烦。共奏养阴平肝、清热宁神作用。酸枣仁汤对神经衰弱表现血虚、心烦、失眠者有一定效果，或与天王补心丹化裁使用则效果更佳。

16. 养肝明目法 本法用于肝肾阴虚，精血不足，精气不能上输于目，症见视力昏瞀不清，头昏晕眩，双目白翳遮睛者。代表方如明目地黄丸，方中熟地、山萸肉、枸杞滋水涵木；山药、茯苓培土养木；当归、白芍补血养肝；白蒺藜、菊花、石决明疏风平肝；泽泻、丹皮利湿清热。合而用之，具有养肝明目之功能。

17. 养肝振痿法 本法适用于肝肾有热，阴血不足，不能濡养筋骨，以致筋骨痿软无力，腿脚瘦削，步履困难，或下肢截瘫，不能动弹，成为痿证。代表方如虎潜丸。方中知母、黄柏、熟地、龟板滋阴降火；白芍柔肝养筋；虎骨强壮筋骨；锁阳壮阳益精；干姜温中；陈皮理气醒脾。共奏养肝益肾、壮筋起痿作用。虎潜丸能养肝益肾，壮筋起痿，对于多发性神经炎、脊髓炎等引起的下肢麻痹截瘫，以本方为主加减治疗，会起到一定作用。古方地黄饮子可参考使用。

18. 调肝解郁法 本法适用于肝气郁结，气机失调，脾胃不和，升降失常之郁证，症见胸膈痞闷，运化失职，食少纳呆，两胁胀痛，心烦意乱，身热烦躁者。代表方如越鞠丸。方中香附开郁散滞；苍术燥湿健脾；川芎行气活血；神曲消食和胃；栀子清热泻火。合而用之，气行则血行，气畅则痰、火、湿、食诸郁自解。丹溪制此方为治六郁而设，即气、血、痰、火、湿、食等相因郁滞，故用香附治气郁，川芎治血郁，栀子治火郁，苍术治湿郁，神曲治食郁，合而用之，诸郁皆解。本方对慢性肝病、慢性胃病、胃肠神经官能症有一定缓解作用。

19. 调肝降逆法 本法适用于肝气横逆，上犯肺经，旁及脾胃，而致气急胸满，烦闷不食，反胃作呕者。代表方剂为旋覆代赭汤。方中旋覆花疏肝降逆，下气消痰；代赭石镇肝逆；人参、甘草、大枣扶脾益胃；生姜、法半夏降逆化痰。合而用之，调肝和胃，降逆化痰。章氏认为，旋覆代赭汤能调肝和胃，降逆化痰，对于肝胃不和引起的急慢性胃炎，如胃痛、嗳气、呕吐、呃逆等有一定效果。

20. 平肝降逆法 本法适用于肝肾之气循经上逆，或肝气挟寒上逆之“奔豚气”，表现为自觉有气从少腹上冲咽喉，惊悸不宁，恶闻不声，或腹痛喘逆，乍寒乍热者。代表方如奔豚汤。方中当归、白芍调肝养血，宁心安神；半夏、葛根、椿根白皮和中降逆；黄芩清热除烦；生姜温中行气；川芎活血行气。共奏平肝降逆、理气和营之功。奔豚汤平肝降逆、理气和营，临床所见奔豚气，类似某种神经官能症，因患者自觉有气上冲，心悸不宁，畏闻噪声，治疗时要注意暗示，可能有效。

21. 补肝养血法 本法适用于肝血不足，营血虚弱，表现为头晕目眩，耳鸣耳聋，视力减退，心悸失眠，面色无华，舌质淡红，脉细者。代表方剂如补肝汤。方中熟地、当归养肝生血；白芍入肝养血；川芎行气活血；枣仁酸能养肝、安神；木瓜酸能入筋；甘草缓急调和诸药，为补肝血明目养筋之要方。肝血不足，实与肝肾不足相类似，表现为头晕目眩，耳鸣耳聋。又因为肝血虚弱，具有面色不华、脉细，舌淡等，故用补肝汤或四物汤以生血为主，临床常见于贫血患者。

22. 补肝通痹法 本法亦称补血通络法，适用于肝血不足，筋脉失养，气血痹阻，表现为关节、肌肉痹阻疼痛，或怯冷，麻木，或酸胀不舒，或皮肤干燥，或四肢疼痛不举。代表方剂如四物五藤汤，方中熟地、当归、白芍补血养肝；鸡血藤活血通络；忍冬藤、络石藤清热通络；海风藤祛风通络；川芎活血行气；牛膝补肾利湿；木瓜敛肝化湿。共奏补肝生血、活络通痹、祛风利湿之功能。四物五藤汤以四物汤补血，五藤通络，临床可治老年性肩周炎、腰腿痛、足跟痛、坐骨神经痛，如属阴虚热痹，用滋阴养液汤则更佳。

23. 补肝调经法 本法适用于肝血不足，或肝郁血少，表现为妇女月经量少、少腹胀痛、头昏、心慌、面色苍白、脉沉细、舌淡者。代表方剂如参芪四物调经汤，方中以党参、黄芪补气；熟地、当归、白芍补血；枸杞、首乌补肝肾；枣仁酸能补肝；柴胡、郁金疏肝行气。参芪四物调经汤能补气血，滋肝肾，疏肝气，调经血，对月经不调、血少效果好，或用益母胜金丹效果亦佳。

24. 疏肝解郁法 适用于妇女心情郁闷，肝气郁结，上冲心胸，横攻胁肋，或下达少腹，以致胸胁疼痛，少腹痛，月经不调，或经血涩少。代表方剂如正气天香散，方中乌药、陈皮顺气散郁，香附、紫苏行血中之气，干姜温中散寒，合而用之，达到疏肝调经目的。正气天香散有通经活血、解郁除痛功能，临床用于妇女更年期综合征及月经不调等，如同逍遥散化裁应用则更佳。

25. 暖肝散气法　本法适用于肝经气滞，寒凝下焦，疝气内结，表现为少腹疼痛，或睾丸肿胀疼痛，或狐疝出入无常者。代表方如暖肝煎，方中当归、枸杞温补肝肾，肉桂、小茴香温肾散寒，乌药、沉香行气祛寒，茯苓利湿降逆。张景岳原注云："寒甚者加吴萸、干姜，再甚者加附子。"暖肝煎对阴寒偏盛之疝痛效果好，临床对睾丸结核、鞘膜积液、腹股沟疝均有效果，如能配合橘核丸，其效尤佳，但急性睾丸炎不宜用。

26. 温肝散寒法　本法适用于阳虚有寒，兼见血虚瘀阻，表现为阴气不足，感受外寒，气血运行不利，不能温养四末，出现手足厥冷，疼痛，肤色青紫，脉细欲绝者。代表方剂如当归四逆汤，方中桂枝、细辛散表里之寒邪，温通血脉；当归、白芍补肝养血和营；甘草、大枣温养脾气；通草入经通脉。合用共奏温经散寒、养血通脉之功。当归四逆汤所治四肢厥冷，亦属寒厥，但不同于四逆汤证之亡阳危证，而是患者表现血虚，阳气不足，复感外邪，以致气血运行不畅，不能温养四肢，而出现肢端厥冷，脉微欲绝者，临床常见"雷诺氏征"与本病相似，故用本方有效。

27. 敛肝散寒法　本法适用于伤寒中厥阴病之蛔厥，由于肠寒胃热，蛔虫上逆入膈所致。因蛔虫寄生肠内，喜温怕寒，肠寒不利蛔虫生存，窜入于胃，胃热虫扰，表现为烦闷吐蛔，时发时止，发则腹痛，手足厥冷。代表方剂如乌梅丸，方中乌梅酸能制蛔；蜀椒、细辛能驱蛔，且治脏寒；黄连、黄柏苦能下蛔；干姜、附片、桂枝温脏祛寒以安其蛔；人参、当归补养气血，以扶其正。寒热并用，邪正兼顾，对于蛔厥证属寒热夹杂而正气虚者，本方极为适合。本法所谓敛肝者，因病出厥阴，而其主药乌梅酸能敛肝故也。厥阴内寄相火，阴中有阳，故其为病，厥热相兼，寒热错杂。风木之病，常影响脾土，出现腹痛、下利、呕吐，本法寒热并用，木土两调，邪正兼顾，临床所见胆道蛔虫、吐蛔与本证吻合。

28. 柔肝清热法 本法亦称育阴清热法，适用于“风劳病”，由于感受风邪，失治传里，变生内热，耗损气血，表现为骨蒸劳热，潮热盗汗，肌肉消瘦，颊赤，脉细致，舌赤者。代表方剂如秦艽鳖甲散，方中鳖甲、知母滋肾清热，当归柔肝和血，秦艽、柴胡清热退热，地骨皮、青蒿清热除蒸，乌梅酸涩敛阴止汗，合而用之，具有滋肾柔肝，清热除蒸之功。风劳病即肺痨病，今称肺结核病，病位在肺，其病变则牵涉肝肾，因而是用柔肝清热法，以清除里热之证。

29. 缓肝和中法 本法运用于肝气抑郁或心虚所致之“脏躁”证。此证多见于妇女，常表现为悲伤欲哭，精神恍惚，不能自主，数欠伸，睡不安寐，烦闷急躁，或痉挛，或惊狂，或如痫证。或因郁乘脾，阴阳不和而致腹痛。代表方剂如甘麦大枣汤。方中甘草缓肝和中，以缓急迫；小麦味甘微寒，以养心气；大枣甘平，能补益中气，坚志除烦。合用以奏缓肝和中、养心宁神、甘润缓急之效。《金匮》所谓“脏躁”证，由于心虚及肝气抑郁所致，临床可见于“痉病”，或更年期综合征，用本治法有效。此乃宗仲景“肝苦急，急食甘以缓之”之义。临床常加白芍、郁金、合欢皮等。

30. 育阴调肝法 本法适用于瘿瘤而表现阳亢之证者，由于肝经络于颈项，七情之扰，肝气郁结，血瘀于颈项喉结之间，日益渐大，表现出心烦易怒，多食而瘦，多汗少眠，目突手颤，脉弦细数，舌赤等阴虚阳亢之象。代表方剂如育阴制亢汤，方中生地、玄参、麦冬育阴平肝，当归、白芍养肝补血，海藻、昆布、海带、生牡蛎、黄药子清热软坚，贝母化痰，郁金疏肝行气，合而用之，可以发挥育阴调肝作用。瘿瘤表现亢奋，亦称“瘿气”，临床与甲状腺瘤、甲状腺炎、甲状腺机能亢进符合，用本方能缓解症状，古方海藻玉壶汤加减亦有效。

31. 滋水涵木法 本法亦称滋肾养肝法，适用于肾水不足，不能涵养肝木，肝肾两虚，表现为头目晕眩，耳鸣耳聋，遗精，失眠，视力减退，记忆力锐减，腰痛腿软，皮肤干燥，口干口苦，少津多汗，脉沉细，舌红者。代表方剂如滋肾养肝汤，方中女贞子、旱莲草甘淡养阴，熟地、当归、白芍滋肾补血，龙骨、牡蛎、决明子咸寒滋肾，杜仲补肾，白蒺藜养肝，玄参、麦冬滋水涵木，诸药合用，为滋养肝肾有效之方。肝肾阴虚可以出现许多“神经衰弱”症状，用本方滋水涵木，会起到较好效果，而古方杞菊地黄丸效果亦佳。

32. 清火泄木法 本法亦称清心泄肝法，适用于肝郁化火，心火暴盛，心肝火旺，痰水内结的癫狂证，表现为狂躁不安，心神不宁，自言自语，语无伦次，不避亲疏，不食不饥，甚至登高而歌，弃衣而走者。代表方如生铁落饮，方中连翘、钩藤、玄参泻肝火，生铁落、丹参、辰砂、麦冬、天冬泻心火，川贝、胆南星、橘红化痰结，生菖蒲、远志开窍，茯神、茯苓宁神，共奏清心平肝之功。本方具有平肝、镇心火、化顽痰、开窍宁神功效，对治疗狂躁型精神分裂症有一定效果。

33. 培土抑木法　本法亦称补脾泻肝法，适用于肝木乘脾，脾受克制，运化失常，表现为肠鸣，腹痛，腹泻，痛一阵泻一阵者。代表方如痛泻要方，方中白芍补脾，健运中州，白芍泄肝木，酸苦缓急；陈皮理气，醒脾和中；防风散脾，疏通肝气。四药相伍，可以泻肝木而补脾土，调气机止痛泻。本方原名白术芍药散，功能补脾泻肝，专治“肝泻”，临床可用于“过敏性肠炎”。吴鹤皋论本证曰：“泻责之脾，痛责之肝，肝责之实，脾责之虚，脾虚肝实，故令痛泻。”以此理论用于临床甚为恰当。

34. 清金制木法　本法亦称清肺抑肝法，适用于肝木过盛，木火刑金，表现为肺气上逆，而为咳嗽，损伤肺络，血溢于外，而咯血者。代表方剂如丹溪咳血方，方中青黛泻肝凉血，山栀凉心清肺，佐以瓜蒌、海石清热降火、润燥化痰，诃子肉敛肺止咳定喘，合用具有清肝火、敛肺气、化痰止咳之功。章氏认为，木火刑金表现证象，临床多见于肺结核、支气管扩张。丹溪创制此方，意在清肝火，而不在止血，因肝火清，而肺得宁，肃降有权，则咳嗽减而衄自止，实为治本之法。章氏有时用桑杏汤加丹皮、茅根、仙鹤草、白及等疗效亦佳。

35. 和解少阳法　本法适用于邪在少阳，邪正分争于半表半里，表现为寒热往来，胸胁苦满，心烦喜呕，嘿嘿不欲饮食，口苦、咽干、目眩者。代表方剂如小柴胡汤，方中柴胡透达少阳半表之邪，黄芩清泄少阳半里之热，半夏、生姜和胃降逆，人参、甘草、大枣扶正达邪，合而用之，以达到和解少阳的目的。少阳胆经与厥阴肝经脉络相连，胆附于肝，互为表里，其发病亦有联系，故小柴胡汤对肝胆病变均有效果。

36. 温胆降胃法 本法常用于肝郁气滞，胆气不舒，从而不能疏土，症见胸闷呕恶，怔忡惊悸，坐卧不安，心虚胆怯者。代表方如温胆汤，本方中半夏燥湿化痰、和胃止吐，陈皮理气化痰，茯苓健脾利湿，甘草和中补土，竹茹清热化痰，枳实宽中下气，共奏温胆降胃作用。温胆汤能和胃、降逆、止吐、化痰、清热、安神，临床用本方加减治疗癫痫、精神分裂症、顽固性失眠、眩晕等病有效。

37. 清胆和胃法 本法适用于少阳热重，兼有痰湿内阻之证，表现为恶寒发热，寒轻热重，口苦，胸闷，吐酸苦水，或干呕呃逆，胸胁胀痛，舌红，苔黄腻，脉弦数者。代表方剂如蒿芩清胆汤。方中青蒿苦寒芬芳，清透少阳之邪；黄芩、竹茹苦降清泄，以解胆热；陈皮、半夏、枳壳和胃降逆化痰；赤苓、碧玉散清热利湿，导之下行。诸药合用，可奏清胆、利湿、和胃、化痰之效。蒿芩清胆汤功能清胆和胃，临床治疗急性胆道感染、急性胃炎有效。

38. 疏肝利胆法 本法适用于肝郁气滞，胆气不畅，木郁土壅，湿热内蕴，表现为胁痛脘胀，大便秘结，口苦口干，纳少厌油，或呕吐，脉弦，苔黄腻者。代表方剂如疏肝利胆汤，方中柴胡、郁金、枳壳疏肝行气，芍药、甘草缓肝和中，黄芩、黄连、大黄苦寒利胆，鸡内金健脾消积，山楂导滞，厚朴宽中理气，共奏疏肝利胆作用。疏肝利胆汤具有疏肝利胆，清热化湿功效，临床治疗胆石症、慢性胆道感染、胆囊切除后综合征均有良好效果，对有黄疸者，加茵陈、山栀；对发热者加银花、连翘等。

39. 清肝退疸法 本法适用于脾湿胃热，蕴结中焦，熏蒸肝胆，胆液不能循常道，而引起黄疸。阳黄多因湿热蕴蒸，熏染肌肤而发黄；阴黄多因寒湿阻遏，脾阳不振而致。阳黄以清热利湿为主，代表方剂如茵陈蒿汤（茵陈、山栀、大黄）。阴黄以健脾化湿为主，代表方剂如茵陈术附汤（茵陈、附片、干姜、白术、甘草）。本法为治疗黄疸型肝炎主要方法，如属急性黄疸型肝炎，多为阳黄。但应区分湿重于热还是热重于湿，如湿重于热用茵陈五苓散（茵陈、茯苓、泽泻、猪苓、白术、桂枝）；若热重于湿则用茵陈蒿汤合栀子柏皮汤（栀子、甘草、黄柏）；如阳黄失治转为阴黄，多为“淤胆型慢活肝”，或肝硬化，也有阻塞性黄疸者，肝功能明显损害，可考虑用茵陈术附汤。

40. 清肝泻胆法 本法适用于肝胆三焦经风热疮疡，憎寒发热，胸胁生疮等证。方用柴胡清肝散，方中柴胡入肝，散风邪；黄芩、连翘、栀子清肝胆热邪；川芎行气活血；人参、甘草益气缓中；桔梗作为舟楫引药上行，诱邪恶下达，适用于皮肤疔疮疱疖等炎症。

阴黄（淤胆型肝炎）

刘某，男，25岁，工人，1991年3月5日初诊。患者身目黄染，皮肤瘙痒有49天，元月20日初起似感冒，身热，纳呆，胸闷，四肢乏力。去市某医院门诊，检查肝功能GPT145单位，黄疸指数30单位，总胆红素68.53μmol/L，直接胆红素25.9μmol/L，诊断为“急性黄疸型肝炎”，住院治疗。3天后身黄加深，40多天中黄疸指数在30单位至85

单位之间，全身皮肤瘙痒难忍。经B超检查：肝胆形态无异常，脾脏稍大。病毒性肝炎血清指标检查，甲、乙、丙抗原抗体均阴性，临床考虑为“淤胆型肝炎”。给予护肝退黄等中西药治疗，然身黄不减，反逐日加深，故前来我院诊治。诊见精神尚可，面色晦暗，身目黄染如烟熏，遍身皮肤可见抓痕，头昏，皮肤瘙痒，右胁隐痛，腹胀纳少，便溏如酱色，尿黄如浓茶，舌质淡红，苔薄白，脉弦细。章氏诊断为“阴黄”，为肝经寒郁内阻，胆液外溢肌肤所致。故拟疏肝温通，化瘀退黄法，方选茵陈术附汤加味，处方：茵陈30g，白术10g，附片8g，山栀10g，虎杖30g，当归10g，白芍10g，茯苓10g，柴胡10g，丹参10g，红花8g，桃仁6g，5剂。

二诊：服药后身黄见退，头昏、腹胀减轻，食欲有好转，便溏、肤痒尿黄同前，舌暗红，苔薄黄。再拟疏肝利湿法，方选茵陈五苓散化裁，处方：茵陈40g，白术15g，茯苓15g，猪苓10g，泽泻10g，桂枝8g，金钱草30g，山栀10g，丹参10g，红花8g，柴胡10g，内金10g，藿香10g，山楂10g，5剂。

三诊：患者服药5剂，精神好转，身黄明显减轻，肤痒渐止，复查肝功能GPT126单位，黄疸指数16单位，纳食尚可，但头昏时作，大便溏薄，尿色黄，脉弦细，舌质淡，苔白。治以益气扶脾，温中化湿，再选茵陈术附汤加味，处方：茵陈40g，白术15g，附片10g，黄芪15g，虎杖30g，红花10g，桃仁10g，山栀15g，郁金10g，川楝子10g，茯苓皮15g，熟军8g，5剂。

四诊：病情稳定，服药后自觉精神尚好，头昏见减，嘱继服上方10剂。

五诊：目黄已退，纳食如常，溲清痒止，但午后感腹胀，大便时溏，治以疏肝理脾，益气化湿，处方：柴胡8g，茵陈30g，附片8g，黄芪20g，茯苓15g，白术15g，山药20g，薏苡仁30g，茯苓皮15g，当归10g，白芍10g，山栀10g，虎杖15g，鸡内金10g，山楂10g，10剂。嘱其若便溏未止，可继续服上方10剂。近期随访，该患者服上方30剂，腹胀消失，大便转正常，体力逐渐恢复。

【按语】《临证指南医案·疸》云：“阴黄之作，湿以寒化，脾阳不能化湿，胆液为湿所阻，渍于脾，浸于肌肉，溢于皮肤如熏黄。”湿为阴邪，黏滞缠绵，本案黄疸持续7周以上，投药繁多，不见缓解，只以为其病情深重，不易速效。考古今医论，治黄多不离清、利、渗、化等法。章氏认为，病程缠绵日久，尤虑气之郁滞，虚羸与惊逆，与邪互结，疾难速除。必须调其气机，疏其气血，令其调达，而致和平。古有“气者，人之根本也”，流行全身，无处不达，气畅则津行，湿邪得以化，其黄自退矣。故首方拟疏肝温通，化瘀退黄，切中肯綮，效如桴鼓，服药5剂，即身黄见退。《明医指掌·黄疸篇》曰：“瘀血黄者，大便黑，小便利，抵当汤、桃仁承气汤，量人虚实，下尽黑则愈。”是谓去瘀生新，而黄自退矣。本案亦见便黑如酱，营阴受损之证，故在前四诊利湿之中先后佐以柴胡、郁金、黄芪、川楝子等入血之品，取其入血以通瘀，入气以解郁，利湿与调气理血并用，诸法兼备，何愁黄疸不自退。五诊时患腹胀、便溏，为湿邪滞留之象，故重用益气化湿、疏导之品，补中健脾，调理善后，亦正如《类证治裁·黄疸》说：“若络脉瘀热发黄，疸久不愈则补脾。”

阳黄（胆石症）

王某，男，32岁，工人，1991年3月11日初诊。患者面目皆黄、尿黄2月余，伴剑突下持续性钝痛半年余，初以胃病投药罔效。1990年12月30日右胁下疼痛，继身目黄染，尿黄如茶，伴恶油呕吐，纳呆，四肢乏力，入市某医院治疗。B超检查提示：①慢性肝病声像图；②胆囊肿大（9.0cm×3.5cm），伴泥沙样结石，肝内外胆管扩张；③脾稍大。肝功能检查GPT402单位，乙肝三系阴性，抗HAV-IgM阴性。诊断为胆石症胆囊炎。给予消炎退黄治疗，右胁疼痛减轻，余症同前，建议请中医治疗。患者精神疲惫，面色橘黄，诉右胁下时感胀痛，不思饮食，四肢乏力，腹胀满，大便灰白，尿黄如茶，舌暗红，苔黄腻，脉沉弦，肝右胁下2cm，质软，莫非氏征（+）。证属中医“阳黄”，由肝郁胆热、湿热内蕴所致。治以疏肝利胆、清热化湿，方选茵陈蒿汤合疏肝利胆汤化裁，处方：柴胡10g，枳壳10g，赤芍10g，生草8g，茵陈30g，栀子10g，熟军10g，黄芩10g，黄连6g，鸡内金10g，郁金10g，金钱草30g，炒麦、谷芽各10g，厚朴10g，5剂。

二诊：服药后右胁下胀痛减轻，目黄肤黄稍退，知饥思食，大便调，粪色浅黄，尿黄同前，效不更方，加玄明粉10g，嘱以汁冲服，继服5剂。

三诊：右胁痛止，身目黄染明显见退，近日腹胀，纳谷不香，便溏不爽，舌淡红，苔薄白腻，脉弦细。治以温中化湿，佐以理气通腑。处方：茵陈30g，桂枝8g，玄明粉10g，熟军8g，郁金10g，鸡内金10g，广木香10g，厚朴10g，

5剂。

四诊：身黄已除，胃纳渐复，大便日2次，质软色黄，右胁胀痛隐隐，时作时止，继服上方10剂，以通腑为要。

五诊：上方共服20剂，复查肝功能GPT157单位，黄疸指数10单位，右胁隐痛时作，纳可，大便尚调，舌暗红，苔薄黄，脉弦细。治以疏肝利胆，处方：柴胡10g，枳壳10g，赤芍10g，生草8g，广木香10g，黄芩10g，黄连6g，郁金10g，鸡内金10g，炒麦芽、炒谷芽各10g，川楝子10g，厚朴10g，5剂。

六诊：服上方10剂，目黄退净，纳可，便调，胁痛渐止，肝功能恢复正常，黄疸指数亦正常。B超复查：胆囊不大，伴泥沙样结石。嘱继续服药，根治胆石症。

【按语】本案病位在肝胆，病理上多因各种内外因素所致肝胆功能失调，胆液不循常道，渗溢肌肤发为阳黄。我们认为，多因湿热、寒湿之邪侵袭，或酒食不节，劳倦内伤所致。《医学津梁·黄疸》篇说："疸者，湿热所成，湿气不能发泄，则郁蒸而生热，热气不得宣畅，则固结而生湿，湿得热而益深，热因湿而益积。"《脉因证治·疸》谓："治法以疏利小便，清热或汗之。"治疗阳黄不离先贤论述，用疏肝利胆汤，方中四逆散入厥阴经疏肝理气，调畅气机，再遣大剂清热化湿、导滞通腑之品，共奏行气化湿、泻热通腑之力；三诊时见热渐退，湿困中焦，脾阳不振之象，再以温中化湿，佐以理气通腑为法，调理而愈。

臌胀（肝硬化腹水）

李某，男，46岁，工人，1984年5月11日初诊。患者腹胀如鼓，下肢浮肿半月余，1983年4月因胃溃疡到市某医院手术治疗，术中发现肝脾肿大，即作肝组织取样病检，诊断为“肝硬化”。手术后胃痛消失，以后逐步发生腹胀，食欲不振，四肢乏力，肝功能检查：GPT42单位，碘试验（++），总蛋白6.29g/dl，白蛋白2.6g/dl，球蛋白3.8g/dl，B超检查为肝硬化腹水。诊见形体瘦，面色不华，腹胀膨隆，下肢轻度水肿，脉弦细，舌暗红，苔薄黄，巩膜无黄染，腹围83cm，质硬，脾左胁下5cm，叩出移动浊音，诊断为“膨胀”，因肝郁气滞、血瘀水聚所致。治以疏肝解郁，行气利水，方选达郁宽中汤，处方：广木香10g，当归10g，赤芍10g，蚕砂10g，香橼皮10g，柴胡10g，鸡内金10g，茅根10g，厚朴10g，大腹皮10g，枳壳10g，鲜葱5根，5剂。

二诊：服药后下肢浮肿消退，腹胀稍减，食欲增加，小便尚多，舌脉同前，再守上方加白术10g。

三诊：自服上方10剂后，小便明显增多，腹胀大减，大便秘结，B超检查侧腹可见1.0cm液性暗区，腹围78cm，药已有效，再守上方加牵牛子10g。

四诊：服上方15剂，腹胀消失，食欲、精神好转，量腹围74cm，肝功能检查GPT恢复正常，总蛋白6.0g/dl，球蛋白2.5g/dl。B超检查未见腹水，脾在肋下3.5cm，脉弦细，舌质暗红，苔薄白，再拟疏肝扶脾。处方：广木香10g，柴胡8g，香橼皮10g，蚕砂10g，白术10g，茯苓10g，鸡内金10g，厚朴10g，当归10g，郁金10g。

五诊：自服上方30多剂，饮食正常，工作、学习如常人，嘱其用逍遥散和鳖甲煎丸，调理善后。

【按语】本病亦称“单腹胀”。现代医学多见于多种原因引起的肝硬化腹水，以腹胀大，皮色苍黄，脉络暴露为特征。《灵枢·水胀》篇谓："膨胀何如？曰：腹胀身皆大，大如肤胀等也，色苍黄，腹筋起，此其候也。"张景岳说："单腹胀者，名曰膨胀。"本案系肝郁气滞，肝脾不和，气滞湿阻，升降失司，浊气充塞，脉络痹阻，水气内停所致，故拟疏肝解郁、行气利水为法，选用何廉臣的宽中达郁汤化裁，加牵牛子逐水利湿，腹水渐消，后期则以补脾为主，调治后天之本，可望康复。本案体质条件尚可，发生腹水较早，治疗及时，疗效才佳。对体质差、病程长者，疗效差。章氏历来以宽中达郁汤为主，随证加减，治疗不少病例，皆收预期效果。必须指出，本病容易复发，患者必须注意劳累、饮食、情绪的影响，病后常以调肝脾为法，以冀巩固，防止复发。

胸胁痛（胆-心综合征）

黄某，女，29岁，1984年4月6日初诊。病者患胆石症3年余，经常心慌心悸，胸胁闷痛，胆区痛放射到背部，曾在市某医院B超检查，诊断为"多发性胆囊结石"，收外科准备手术治疗，但因心电图检查有"频发室性早搏"未能进行。出院后经常胆区痛，心慌。近年来不仅胆痛发作时伴心律不齐，而且胆痛缓解后依然心律不齐，曾服慢心律等药治疗也未见效。现右胁隐痛，心悸胸闷，口苦纳差，腹胀便秘，脉结代，舌暗红，苔薄黄腻，心率74次/分，无杂音，频发早搏，右上腹压痛，其余正常，诊断为"胆-心综合征"。中医辨证系肝郁胆热，上扰心神所致，拟疏肝利胆法，方选疏肝利胆汤加味，处方：柴胡8g，枳壳10g，赤芍10g，木香10g，黄芩10g，郁金10g，川楝子10g，厚朴10g，玄胡 10g，玄明粉 10g，鸡内金 10g，炒三仙各 10g，黄连 6g，甘草 8g，熟军 8g，水煎服，每日 1 剂。服药 15 剂后，症状减轻，大便通畅，诊脉弦细，舌质红，苔薄黄，心率 82 次 / 分，律齐，药证相符，再守原法损增治疗月余，胆痛止，复查两次心电图均属正常，诸症悉除，随访一年多，未发胁痛、心悸等，嘱其清淡饮食，禁荤油，继服消石利胆丸巩固疗效。

【按语】现代医学认为，胆、心均受植物神经支配，胆道结石和感染引起的疼痛，通过神经系统反射性影响心脏，导致心律失常。我们观察到，长期胆石症的患者，常伴有心电图改变，对心悸、怔忡、胸痛者，往往从心论治，忽略治胆，故难以获效。章氏认为，胆 - 心综合征虽表现有心悸症状，但病源于胆，多因肝胆气滞，郁而化火，煎熬胆汁结为砂石，阻滞胆腑降泄，日久影响脾胃运化，症见纳呆口苦，腹胀便秘。若相火旺，则君火不宁，此非心虚胆怯，而是胆火上扰心神，导致心悸等症，其本在胆，其标在心，故拟清热利胆法，直折相火。方选四逆散、郁金、川楝子辛散解郁；大承气汤清热泻火；黄芩、黄连苦寒利胆；木香、鸡内金、炒三仙和胃导滞，诸药合用具有清泻胆火、调理气机之功，俾肝胆条畅，胁痛止，脾胃运化，心神安宁，心悸自除。由此说明，虽然心为君主之官，但“凡十一脏，取决于胆”的理论，具有临床指导意义。

阴虚肝病（慢性乙型肝炎）

夏某，男，36 岁，干部，1993 年 7 月 20 日初诊。患者 1976 年发现乙型肝炎，经治疗好转。1982 年初秋，又觉精力不支，胁下隐隐作痛，心悸失眠，口干口苦，头昏肢软，便秘纳差，肝功能检查 GPT55 单位，HBsAg 阳性，HBeAg 阳性，抗 HBc 阳性，诊断为慢性乙型肝炎，脉弦细，舌红少津，苔少。辨证为肝病日久，阴液暗耗，加之工作劳累，肾阴亏损，肝体失养，肝络不舒，治以养阴疏肝，取加味一贯煎化裁。方用：生地 10g，北沙参各 15g，白芍 10g，当归 10g，枸杞 10g，麦冬 10g，川楝子 10g，郁金 10g，丹参 10g，五味子 10g，白蒺藜 10g，贯众 10g，服药 3 个月后，患者肝功能恢复正常，HBsAg、HBeAg 转阴，诸症悉除，脉仍弦细，舌质转淡红，嘱继服乙肝阴转丸以巩固疗效。

【按语】素体阴虚，过度疲劳，或久病体虚，精血亏损，肝失濡养，则体阴不足而气不用，肝之阳（气）郁而不达四旁，阳郁致血燥，血燥必阴亏，症见胁肋隐痛，口干咽燥，失眠头昏等。我们从“乙癸同源”理论，提出阴虚肝郁，多因肾阴不足，精不主血养肝，而致水不涵木。加之肝气郁滞，日久内生虚热，灼伤真阴，其本在阴虚，其标为气郁，两者互为因果，也是慢性肝病的必然趋势。此论看似平淡，却寓有深意，从中悟出临床既不能单用辛散行气之品，也不宜以厚味滋腻妄补，须疏肝与养阴兼施，补其不足，泻其有余，用清代名医魏之琇创制的一贯煎，加郁金配川楝以增强疏肝理气，活血散瘀作用，再加白芍配当归以加强养血柔肝，活血止痛之功，名曰：“加味一贯煎”。其化裁之妙，堪称治疗阴虚肝郁之良方。

黄疸（急性黄疸型肝炎）

黄某，男，55 岁，1992 年 6 月 18 日初诊。患者半月来肝区痛，恶心纳差，腹胀便溏，尿如浓茶，到市某医院检查，肝功能 GPT410 单位，黄疸指数 28 单位，凡登白试验双相阳性，乙型肝炎抗原抗体阴性，B 超检查肝肋下 2cm，诊断为“急性黄疸型肝炎”。脉弦，舌淡，苔白，巩膜及皮肤黄染。辨证为肝郁气滞，脾虚湿困，拟疏肝理气，健脾化湿，选逍遥散加味，处方：当归 10g，白芍 10g，白术 10g，茯苓 10g，郁金 10g，川楝子 10g，广木香 10g，丹参 10g，炒麦芽、炒谷芽各 10g，山栀 10g，柴胡 8g，茵陈 30g。病者服药 15 剂，目黄尿黄消失，余症渐除，复查肝功能及黄疸指数均恢复正常。

【按语】章氏认为，土需木疏，木赖土荣，肝之疏泄作用，参与脾胃之运化、吸收体系。饮食入胃，其精微输布，气血生成，津液运行，物质代谢，皆不能尽归于脾胃功能，而忽视肝的作用，若肝气郁结，疏泄失司，亦导致脾胃受纳、运化失常，而出现胁痛腹胀，纳呆便溏，四肢倦怠等木郁土窒之证。章氏谨守病机，灵活变通，擅长逍遥散合金铃子散疏肝补脾养血。正如张仲景所谓：“夫肝之病，补用酸，助用焦苦，益用甘味之药以调之……，此治肝补脾之要妙也。”

胁痛（总胆管结石）

李某，女，39 岁，患者于 1981 年 5 月 23 日初诊。1969 年因饮食不节，突发右上腹绞痛，呕吐黄水，到某医院就诊，诊断为“急性胆囊炎”，施行胆囊切除手术，术中发现胆囊和胆总管内有泥沙样结石。术后 1 年，以述症状反复发作，用西药治疗可以缓解。1980 年作 X 线胆道造影，发现胆总管增粗，边缘不光滑，可见一 0.3cm × 0.5cm 结石阴影，提示胆总管结石。来诊时右胁疼痛，向肩背部放射，口苦纳差，腹胀便秘，右上腹压痛，脉弦细，舌苔薄黄，辨证为肝郁气滞，腑气不通，治以疏肝利胆，清热排石，投疏肝利胆汤。处方：柴胡、枳壳、赤芍、木香、黄芩、郁金、厚朴、玄明粉、鸡内金各 10g，甘草、熟军各 8g、黄连 6g。服药 3 个月，症状消失，X 线复查胆总管增粗，结石阴影消失，半年后随访，健康无恙。

【按语】《内经》谓："肝之余气，泄于胆，聚而成精。"肝气疏泄，胆汁流畅，能助脾胃运化。若肝气郁结，胆腑降泄失常，郁气化热，煎熬胆汁，犹如盐汤在釜，久经煎熬，积而成石，阻碍气机，发为肝郁胆热，表现为胁肋疼痛，恶心，口苦，呕吐黄水，便秘腹胀，寒热往来，黄疸者，章氏积数十年经验，自拟疏肝利胆汤治疗肝郁胆热之胆囊炎、胆石症每获卓效。对阻塞性黄疸者加茵陈、山栀、虎杖等，对发热者加银花、连翘，每获疗效。

小儿目眨

袁某，男，6 岁，1991 年 6 月 6 日初诊，患者自幼患佝偻病，形体瘦弱，鸡胸，近 2 月来眼胞频频眨动，两目干涩，食欲不振，曾到市某医院多次检查未见异常，给予滴眼剂消炎治疗无效，前来请章氏治疗，诊见两眼睑频频眨动，切脉沉细，舌质淡红，苔白，诊断为"目眨"。辨证为脾虚食滞，肝阴不足，两目失养，治以健脾消导、养肝明目，方用鸡肝散加味。处方：山楂 8g，鸡内金 8g，麦芽 8g，白蒺藜 8g，茯苓 8g，槟榔 8g，枸杞 8g，竹柴胡 8g，蔓荆子 8g，石决明15g，生牡蛎15g，鲜鸡肝1枚。服药5剂，目眨霍然而止，食欲好转，嘱家长注意调节患儿饮食，少吃油腻荤腥之品，再以健脾消导药调理善后。

【按语】鸡肝散系章氏经验方（山楂、麦芽、鸡内金、石决明、白蒺藜等分，放在鸡肝汤内煮服），主治小儿眼疳，视物不清，目赤肿痒，白翳遮睛等证，临床治疗小儿目眨也获佳效。章氏认为，本病系脾胃不足，饮食停滞，脾不养肝，风动于上，两目失润，加之疳疾上目合而为病，故以鸡肝散为基础方，随证加减。方中鲜鸡肝为君，滋肝养目，取以脏补脏之义，辅以白蒺藜调补肝肾，山楂、麦芽、鸡内金消食导滞，佐以石决明平肝熄风。《审视瑶涵》云：“目旺者，肝有风，风干目，上下左右如风吹，不轻不重而不任，放目连眨。”章老临证见目干涩者，加蔓荆子、菊花等清肝明目之品，先天不足加枸杞，后天失养者加茯苓、条参健脾，竹柴胡疏肝，虫积腹痛加花大白等。

瘿病（亚急性甲状腺炎）

李某，女，33岁，1991年5月28日初诊。患者半月前突发咽喉痛，发热恶寒，以感冒治疗无效，逐渐右侧颈部肿痛，每晚寒战发热，体温38℃～39℃，翌晨汗出热退，到某医院检查，结果T_3、T_4高于正常，吸^{131}I率低于正常值，血象正常，诊断为“亚急性甲状腺炎”。因不愿激素治疗，遂来请章氏诊治。来时右侧甲状腺Ⅰ度肿大，可扪及3cm×4cm肿块，质软，边缘不清，触痛明显，左侧甲状腺无肿大，心率110次/分，律齐，血压14/10kPa，脉弦细数，舌质红，苔薄黄，辨为邪入少阳，枢机不利，痰浊阻滞，治以和解少阳胆经，化痰散结，选小柴胡汤加减。处方：柴胡8g，黄芩10g，法半夏10g，昆布10g，海藻10g，大贝母10g，板蓝根10g，蒲公英10g，沙参15g，夏枯草15g，生牡蛎30g。

二诊：患者服药5剂后，寒热往来已除，精神好转，但日晡潮热，时感心悸，体温37.5℃～38.5℃，颈部瘿疼痛略减，舌脉同前，仍宗上方加生菖蒲10g，以芳香化浊通窍。

三诊：又服药5剂，潮热消除，心悸减轻，但颈部疼痛向左侧发展，睡眠多梦，食欲正常，脉弦细数，舌暗红，苔薄黄，再拟疏肝清热。选丹栀逍遥散加味，处方：丹皮、山栀、当归、白术、茯苓、白芍、黄芩、昆布、海藻、大贝母各10g，柴胡8g，玄参15g，生牡蛎20g。

四诊：服药8剂后，颈部瘿结明显消退，疼痛减轻，睡眠转安，脉弦，舌质红，苔薄黄，药证相得，仍宗上法去柴胡，用竹柴胡10g，丹参10g，红花6g。

五诊：患者服药10剂，颈部瘿结消失，饮食、睡眠正常，心悸止，嘱其停药半月后复查，结果T_3、T_4、吸^{131}I率均恢复正常，病告痊愈。

【按语】亚急性甲状腺炎，以颈前结块、肿痛为特征，故属中医学“瘿病”范畴。章氏认为，瘿病寒热往来，系太阳之邪不解，传入少阳，邪犯少阳，枢机不利，正邪分争于半表半里，邪郁则恶寒，正胜则发热，故首以小柴胡汤化裁，加以气滞痰结少阳胆经之循行部位，有形之邪阻滞经络，不通则痛也，故丹栀逍遥散增损，意在疏肝清热，散结软坚，使结块渐消。由于气滞则血瘀，故终以少许丹参、红花活血祛瘀，疼痛悉除。综观本案辨证，分析病机，不落窠臼，辟瘿病寒热者，外邪所致也，阐发前人所未逮，此论与现代医学认为病毒感染引起甲状腺炎，确有合拍之处，故本病施治中，在和解少阳的同时，加蒲公英、板蓝根清热解毒，鉴于颈部结块，为气滞痰结，故治疗始终贯以软坚散结，用昆布、海藻、大贝母等，此乃宗张子和《儒门事亲·瘿》所谓“海藻、海带、昆布三味，皆海中之物，但得二味，投于瓮中，常食亦可消矣”。

痿证（感染性多发性神经根炎）

刘某，男，13岁，1990年10月12日就诊。患儿于7月因洗冷水浴后突觉全身冰冷，四肢无力，不能支撑全身，家人抱至卧床上，遂双手不能握，脚不能站，行动时需人左右搀扶才能起步，否则随之倾倒，手臂无力举起，吃饭不能握筷，饮食、大小便无明显变化，当即到市某医院检查，诊断为“急性感染性多发性神经根炎”，经多种治疗，效果不佳，乃转请中医治疗。当时由家长背至本院门诊就诊，诊见患者营养不良，神志清楚，语言清晰，握其手则绵软无力，不能握物，足不能站，手足肌肉瘦削枯萎，皮肤松弛，饮食欠佳，二便正常，睡眠尚可，脉沉细，舌质红，苔薄黄。诊断为“痿证”，属肝肾亏虚，筋骨痿废所致。治以补肾温阳，舒筋活络法，选地黄饮子化裁。处方：熟地15g，枣皮10g，肉苁蓉10g，巴戟天10g，杜仲10g，川断10g，怀牛膝10g，桂枝10g，附片8g，石菖蒲10g，远志6g，石斛10g，天冬10g。每日1剂，煎服。因患者家离医院太远，又行动不便，嘱其服10剂，如无特殊变化，患儿可以不来，只要家长反映情况，然后确定是否变动药味。

二诊：一个月后家长来院述说病情，在服完20剂时，患者手足有抽动现象，在原方中加蜈蚣3条，僵蚕10g，服药10剂。今日患儿亲自来复诊，检查其两手握力有进步，脚略有力，两脚腓肠肌由松弛变为有张力，舌脉无变化，仍按原方增减。处方：熟地15g，枣皮10g，肉苁蓉15g，桂枝8g，附片8g，巴戟天10g，远志6g，石斛10g，天冬10g，薄荷3g，石菖蒲10g，茯苓10g，怀牛膝10g。

三诊：患者家属复诊6次，共服药90剂，今患者来诊，已能自由活动，手能握笔写字，脚能起步，在诊室试走，行动很快，能自由上下公共汽车，并能走到医院，准备春节后上学读书，仍坚持服药。数月后随访，患者基本恢复正常活动，但阴雨天气，则活动欠佳，天气温暖，则手足运动正常。

【按语】痿证，是指筋脉弛缓，手足痿软无力，其原因有三：①肺热熏灼：即《内经》所谓："肺热叶焦，发为痿。"②湿热浸淫：即《内经》所谓："湿热不攘，大筋软短，小筋弛长，软短为拘，弛长为痿。"③肝肾亏虚：肝主筋，肾主骨，肝肾亏虚，筋骨无力。但临床病因证候错综复杂，不易截然分清，如本案患者，起病于冷水浴之后，其病因无疑是四肢筋骨为冷水所浸，风寒湿内袭，以致突然运动失灵，逐步肌肉筋骨脉络萎缩瘀阻，导致肢体痿废不用。临床根据上述病因分析，辨证为病程日久，肝肾亏虚，精血不足，精虚不能灌溉，血虚不能营养，因此，效法刘河间治"风痱"之法，应用"地黄饮子"，肝肾两治。本案虽非中风，然而中期曾有"抽风"，盖阴虚风动也，服药后阴复风熄，筋骨逐渐恢复，肌肉经脉得到濡润，而四肢运动自如矣。

肾病论治

章氏从肾论治临床各科疾病述要

肾为先天之本，藏精，主水液，为生命之本。因而临床各科疾病均不同程度地存在着肾之病理变化，“从肾论治”可以广泛地用于中医学内、妇、儿、骨、皮、外、五官等临床各科领域，如老年疾病，尤为常用。本节摘要介绍章氏从肾论治临床各科疾病的主要经验如下：

1. 内科疾病 章氏认为肾与命门合而为一，在内科领域中具有重要意义。命门之火，具有温煦全身脏腑经络之重大作用，因此补肾法在内科临床运用较多。①温肾补气：用于肾气不足，命门火衰，不能温煦各脏，证见寒象者。方用金匮肾气丸，于阴中求阳。②温肾纳气：用于肾阳不足，摄纳无权，动则喘甚，喘促日久不愈，呼多吸少者。方用金匮肾气丸加沉香、五味子、胡桃肉、补骨脂，甚者可用黑锡丹。③温肾利水：用于肾阳不足，寒水内盛，或为水肿，或上凌心肺，喘悸不已者。方用真武汤、济生肾气丸。④温肾固精：用于肾阳不足，腰膝酸软，阳痿滑精，或有早泄者。方用五子衍宗丸、还少丹。⑤温肾补督：用于肾阳不足，督脉虚损，畏寒，腰脊尾闾冷痛，项背强曲者。方用右归丸。⑥补火生土：补命门之火以生脾土，用于五更泻者。方用四神丸、实脾饮化裁。⑦回阳救逆：用于热病大汗亡阳或命门火衰，脉微欲绝者。方用四逆汤、白通汤、通脉四逆汤等。⑧引火归元：用于命门火衰，阴寒内盛之格阳、戴阳证。方用白通加猪胆汁汤、通脉四逆加猪胆汁汤。⑨滋肾养阴：用于肾阴不足，腰膝酸软，五心烦热之阴虚内热证。方用六味地黄丸、左归饮（丸）。⑩滋肾降火：用于肾阴不能上承，虚火上炎者，咳呛音嘶，口舌生疮，咽喉溃疡，可用玉女煎。少阴温病，真阴欲竭，壮火复炽，心烦不得卧者，方用黄连阿胶汤，滋肾水而清心火。⑪滋肾熄风：用于温邪深陷少阴，肾液被劫，肝风内动者。方用大定风珠、三甲复脉汤。⑫滋肾润肺：用于肺阴不足，下吸肾阴，肾阴不足，阴虚火旺，煎熬肺阴以致肺肾阴虚者。治以滋肾润肺，金水同治，方用麦味地黄汤。⑬滋肾填精：用于久病及肾，或房劳过度，肾虚精夺者。方用左归丸、大补阴丸。下肢痿弱不用者，可用虎潜丸。⑭滋肾通淋：用于肾阴不足，膀胱蓄热，尿频尿灼者。方用知柏地黄汤。⑮气阴两补：用于肾阴不足，阴损及阳，兼见脾气虚弱，头昏乏力者。方用大补元煎。⑯阴阳两补：用于肾阴阳两虚者，症见面色㿠白，畏寒肢冷，口干喜饮，大便干结者。方用地黄饮子、河车大造丸、龟鹿二仙胶等。章氏认为，由于肾为先天之本，五脏之伤，穷必及肾，故补肾不仅用于肾虚，也用于他脏虚弱。以上补肾 16 法，在治疗上有重要意义，临证中各种慢性虚损疾病，以调理或培补肾中真阴真阳入手，只要辨证适宜，定会收到预期效果。

2. 妇科疾病 章氏认为，肾与妇女生理、病理有着密切关系，妇女从生到老整个生命过程，特别是月经、胎产，与肾息息相关，故傅青主有“经本于肾”之论。肾精是月经和妊娠之必要物质基础，肾中精血不足是崩漏、月经不调、闭经、痛经、不孕、流产、难产等病证的主要发病原因之一。妇女天癸欲绝之年，因肾气衰微亦常引起月经紊乱、情志失调等病变，所以从肾论治在妇科疾病治疗中，占有重要的地位。妇人经、带、胎、产诸病变，亦有肾中阴阳，水火偏胜偏衰程度之异，主要病证归纳为：①肾阴不足：阴虚则阳亢，可见经水先期量少，崩漏久治不愈、不孕及妊娠子瘖诸病。经水先期者，多为水亏火旺，虚热蒸迫所致，治宜滋水养阴，方用地骨皮饮、二地汤。崩漏日久，必致虚阳失潜，症见头目眩晕，治宜滋阴降火，方用大补阴丸。婚后多年不育，经来量少，治宜滋水益精，方用养精种玉汤。妊娠子瘖，乃肾水滋胞胎，不能上荣舌本，肺金失润，出现声嘶，治宜滋补肾阴，方用六味地黄汤加玄参、麦冬。肾气虚弱，不易受孕，即便得孕，亦有数坠者，名曰滑胎，宜养血安胎，方用千金保孕丸。②肾气不固：因其不足也，可见女子二七应月经来潮，若经水不至肾气不足，影响冲任，治宜补养肾气，使天癸充盈，以疏通冲任二脉，施以河车大造丸。若产后溲频失禁者，多与肾气虚损有关，治宜温补肾气，固摄膀胱，方用金匮肾气丸合桑螵蛸散。③肾阳不振：妇女肾阳衰弱，多见久崩、久带，若在天癸将竭之年，变证甚为复杂。久带者，带下清冷，乃肾阳不振，不能温煦下元，以致带脉失约，任脉失固，治宜温肾束带，可用补宫丸。崩漏日久，属肾阳不振，冲任虚寒，难以约制精血，治宜温肾摄血，方用鹿茸散。妇女久婚不育，兼有经水后期，小腹虚冷，治宜温补肾阳，兼调气血，方宜景岳毓麟珠。妇女“七七”之年，每见情绪不安，畏寒肢冷，腰痛肢酸，是肾气衰沉，命火无焰，无力温煦奇经，治宜温肾养血，助阳添精，可用右归丸。④肾亏水泛：妇人素禀阳虚，妊娠后火不生土，脾阳不运，水湿泛溢，形成“子肿”。治宜温肾健脾，利湿化水，方宜济生肾气丸。⑤肝肾阴虚：妇人由于出血过多，久病耗阴，或产育较多，或人工流产过频，可使经少经停，治宜调补肝肾，方用归芍地黄汤；或经带淋漓，肝肾受损，治宜补益肝肾，方用滋肾养肝汤加龟板、菟丝子、金樱子、阿胶、茜草等。⑥肾虚土衰：因肾阳不足，命门火衰，不能温养脾土，以致运化失职，症见经行腹泻，治宜补火生土，方用四神丸等。

3. 儿科疾病 宋·钱乙在《小儿药证直诀》中简要指出：“小儿脾常不足肾常虚”。脾为后天之本，生化之源，脾主运化，必得肾之温煦，方能生化无穷，但肾精必得脾土以为充养，始能源泉不竭，小儿生长发育正常，全赖脾肾相互为用。因小儿阴阳脆弱，气血未充，卫外功能未固，每易为外邪所犯，幼稚之体，易实易虚。邪气流连，则常令元气亏虚，久病及肾，则使根基失固，小儿久病未愈之证，莫不与脾肾相关，特别与肾更为密切，故治肾之法，于儿科甚为重要。章氏认为：儿科临证用药，应注意药性不能过偏，补肾之品当刚柔相济，气血相生，从而使阴阳互生则诸虚可愈。小儿单纯肾虚较少见，以脾肾两虚见证居多，常见症如久泻不止，泄泻之本，无不由于脾肾。若属脾运无权，治当健脾化湿，方用七味白术散类；若谓“火不生土”，治当补火生土，温固脾肾，方用附子理中汤、四神丸化裁。佝偻病，多因先天不足或后天失调所致。治宜补肾益脾为准则，方用六味地黄丸合参苓白术散，或左归丸、右归丸化裁。遗尿，责为肾气不足，下元虚冷，不能制约水道，治当温补肾气，固摄下元，方用巩堤丸化裁。

4. 骨伤科疾病 “肾主骨”之机理，是指导临床骨折外伤疾病内治法之重要理论依据。《素问·阴阳应象大论》谓：“肾生骨髓……，在体为骨。”肾主骨生髓，是促进生长发育功能之重要组成部分。章氏认为：骨伤内动于肾。临证骨伤患者骨痂生长迟缓，骨节活动无力，皆因骨损伤后，肾元受伤，气血不足，筋骨失于营养导致肌筋表现瘦弱，上肢则手臂不举，下肢则步履无力。因而在治疗上必须采用补肾续骨方药以促进断端之修复，滋养肾精生新长骨，补肾固本以强壮筋骨，同时尚辅以外用药和导引锻炼，以改善全身虚象和局部关节功能活动。常用方药有补肾壮筋汤、壮筋养血汤、健步丸等。

5. 皮外科疾病 章氏认为，早在《内经》即有“皮毛生肾”“肾主外”之论述，皮外科疾病虽大多数发生于体表之皮、肉、脉、筋、骨某一局部，但均与脏腑有关，因人身是一个完整统一之有机整体，皆能“有诸内必形诸外”。因而，疮疡痒痛，虽生于外，而其根源皆与内脏相关，其中尤与肾联系最密。因肾元虚亏，骨骼空虚，皮毛疏松，使风湿热毒等外邪有可乘之机，特别是肾经本身之功能，受到一定损害时，所属器官，将会受到相应之病变。如耳为肾窍，当相火过旺，或肾经湿热上浮，耳先受累，必然产生“聤耳”“脓耳”；另如“油风脱发”“斑秃”等，亦多由于肾精虚亏，营血不足而致毛发病变。“附骨疽”“流痰”“阴疽”等，古人多用温经通阳法，多选用补肾、治肾之肾经药从肾论治。皮外科之常见证“红斑狼疮”，皮表可出现燥热皮损现象，中医称为“鬼脸疮”“红蝴蝶”，其辨证多为肾阴虚，热毒内盛。论治早期多滋肾养阴，清热解毒，方用知柏地黄汤加银花、菊花、牛膝、茅根等；后期宜温肾通阳，解毒利水，方用金匮肾气丸加黄芪、赤小豆等。总之，皮外科临床从肾辨证论治范围是比较广泛的。

6. 五官疾病 人体五官——眼、耳、鼻、喉、齿，莫不与肾密切相关。如眼本于肾，瞳仁属肾。现代医学一些眼科疾病，如中心性视网膜炎、脉络膜炎、视神经萎缩、视网膜色素变性等，临床辨证多为肾阴不足，或肝肾阴虚，常用方剂有六味地黄丸、杞菊地黄丸、明目地黄丸等。耳为肾之外窍，肾气上奉，温养耳窍，以司听觉。因此，耳鸣、耳聋，皆由于肾气虚弱，或肝肾两虚所致。治宜补肾益聪，方用杞菊地黄丸、耳聋左慈丸。鼻为肺窍，上通于脑，脑为髓海，为肾所主。如鼻渊脑漏，流出臭浊鼻涕，为风寒入脑，郁久化热，实际与肾火上升有关，治宜滋肾降火、疏风解郁，方用滋肾丸合辛夷消风散。肾脉上贯咽喉，若肾阳虚于下，阴虚结于上，寒滞咽喉，则可见喉痹，治宜补肾壮阳、温通上下，方用金匮肾气丸。肾主骨，齿乃骨之余，故齿病多与肾有关。肾气盛衰，直接影响齿之荣枯，故牙龈肿痛治宜滋肾泻火，方用知柏地黄丸、玉女煎等。若齿牙动摇，或齿牙枯槁脱落，治宜补肾固齿，方用六味地黄丸、安肾丸、还少丹之类。

7. 老年疾病 章氏认为，人之衰老关键，莫不联系到肾，肾气虚亏，标志着衰老的到来。肾中元气，具有人体免疫功能，老年体弱，百病易攻，宿疾时发，疾病繁苛，其所以然，是肾中元气亏虚，免疫功能衰减所致。而老人疾病缠身，促使元气耗损，从而加速衰老死亡进程。所以，肾虚与衰老，二者紧密相连，临床上除积极预防衰老外，从肾论治老年疾病，仍属必要。如老人癃闭，以其肾气虚弱，小便不利而涓滴难下。属脾气虚者，治宜补脾益气，方用补中益气汤；属肾气虚者，治宜滋肾利尿，方用六味地黄汤；肾阳不足者，治宜温肾利尿，方用金匮肾气丸；老人消渴者口渴多饮，饮一溲一，治宜补肾益气，方用金匮肾气丸；老人多尿或遗尿，治宜补肾固摄，方用左归饮、桑螵蛸散、缩泉丸；老人便秘，因气虚血少，津液干涸，治宜滋肾生津通便，方用增液承气汤、麻子仁丸；老人喘咳，乃肾不纳气，治宜补肾纳气，方用麦味地黄汤、都气丸、参蛤散化裁；老人眩晕多为肾阴不足，肝阳上亢，治宜滋阴潜阳，方用资生清阳汤、天麻钩藤饮加减。

综上所述，章氏积多年研究肾学的经验，从肾学理论至肾学临床实践，都反复证实了章氏肾学理论之实用价值。章氏指出，人是一个整体，肾亦不能孤立存在，从肾论治并不是孤立地讨论肾的问题，从肾论治诸病，也并不是单纯地“从肾论治”。因为，五脏六腑之间，均有联系，如心肾相交，肝肾同源，脾肾相关，金水相生，肾与膀胱相表里等均说明肾与其他脏腑息息相关，肾病也必然多与其他脏腑病变相关，有肾病累及他脏的，也有其他脏腑疾病而与肾有关的。因此临床辨证，绝不能就肾谈肾。常见的肾病，必然要从肾论治，如水肿、淋证、癃闭、尿血、遗精、阳痿等。而非肾病也有从肾辨治而获殊效者，如哮喘、肺痨、心悸怔忡、眩晕、消渴、痿证等。所以，从肾论治绝不是单纯地从肾辨证和从肾论治，其中以谨守每一病的病因病机，切中疾病之关键为要，这就是中医学辨证论治的特色。下附章氏从肾论治部分验案。

从肾论治肾炎

肾小球肾炎有急、慢性之分，慢性肾炎又有急性发作，出现肺卫症状者。章氏主张，急性期治肺，慢性期治脾肾。因为“肾炎”急性期，水肿较明显，发病迅速，病程短，中医称为风水，其病位在肺。病机是：水湿内伏，风邪外袭，肺主表卫外，为水之上源，主一身之气化，肺先受病则肺气失宣降之职，不能通调水道，下输膀胱以致风遏水阻，风水相搏，流溢于肌肤发为水肿。清·叶天士谓：“邪干阳位，气壅不通。”治宜及时开启上焦气分，使肺气肃降则治节令行，三焦水道通调，溺畅，肿亦消，方用越婢汤或麻黄连翘赤小豆汤加减。

慢性期治脾肾，慢性肾炎以浮肿、蛋白尿为主要临床特征，病变主要责之脾肾。因为一方面脾不运化水湿，肾不能主水以致水溢经络、肌肤，水肿持续难消；另一方面，水湿浸渍，困脾伤肾使脾虚气陷，肾虚不能固摄而精微下泄，正气日益耗损，脾肾更见虚亏。此时健脾就能培土制水，输精于肾，益肾温阳就能化精为气，气行则水行，气旺才能摄精，所以慢性期扶脾固肾，势在必行，实脾饮、桂附八味丸出入。

对肾炎患者，章氏认为，小儿应治脾为主，因为小儿多脾虚，成人则以治肾为要，因为成人多肾虚。小儿治脾由其生理特点所决定，小儿有如草木之方萌，脏腑娇嫩，形气未充，又如旭日初升，生机蓬勃，发育迅速，其五脏六腑，成而未全，全而未壮，全靠后天脾胃水谷之精微得以充养，小儿往往乳食不知自节，脾胃易伤，故小儿“脾常不足”。而水肿之本，虽然其本在肾，但小儿肾精未足，亦必得脾土以为充养，始能精足气旺，增强主水之职能，外加药力之敷布，亦藉脾胃纳运之功，方能发挥其作用，故小儿实脾则可培土强肾。有谓：“肾之蛰藏，必藉土封”。理在于此。强后天而养先天，扶正祛邪，肾病可愈，导水茯苓汤、参苓白术散主之。

成人治肾因其病理病机而立法，人体在漫长的生活中，外邪之扰，药食所累，操劳伤肾，房室损精，诸脏之伤，穷必及肾，时而既久，肾元亏虚，在所难免。肾为水火之脏，藏元阴而寓元阳，肾阳蒸化水液，使水能化气，又能使气聚为水，以利水液在体内升降出入，布施排泄，从而使水液代谢通利正常。肾气内损必然导致肾失开阖，封藏失职，水液代谢失常，清浊相混而出现水肿、蛋白尿之变。故维护肾气，加强肾脏之气化功能，是治疗肾炎的根本原则。成人治肾在于治病必求于本也，以金匮肾气丸、真武汤为主化裁。

章氏认为慢性肾炎，治有两难，一为正虚难复，病多反复；二为内外合邪，邪实难除。法有两则，一是扶正，二是祛邪，主张补泻互用，集于一方。因为肺、脾、肾三脏之虚，可使水液不归正化，或凝集成痰，或停蓄成水，或浊毒成瘀浊，水邪与毒瘀反过来妨碍肺、脾、肾三脏之化，有鉴于此，用药之机贵在补正必祛邪，邪祛则补药得力。清·叶天士说："通阳不在温，而在利小便。"利尿渗湿有助于阳气通达，脏腑功能恢复，则水湿祛而气血旺，邪有去路而正自安。又如补肾祖方六味丸常用桂附地黄丸加黄芪、牛膝温阳益气，同时并用茅根、赤小豆、薏米等专利小便之品。其中桂、附用量较小，6～8g 即可，取"少火生气"之义，使扶阳而火不升，水去而阴不伤，以泻为补，达补正之目的。

案例一：王某，男，13 岁，1994 年 2 月 19 日就诊。1 周前患重感冒，发热咽痛，在某医院诊断为"急性扁桃体炎"，予抗菌素治疗 3 天，发热咽痛好转。第四天，突然眼睑面部浮肿，下肢亦肿，小便短少，四肢乏力。检查尿：蛋白（+++），红细胞（+），白细胞（++）。脉细数，舌红苔薄白。诊断：急性肾炎。辨证：风热犯肺，肺气壅滞，失于肃降，累及脾肾，气化失司，发为水肿。治则：宣肺利水，佐理脾肾。麻黄、桂枝各6g，白术9g，黄芪10g，薏苡仁15g，通草6g，茯苓皮12g，赤小豆15g，山药10g，木香、桔梗、牛蒡子各6g，3剂。水肿渐消，再拟益气健脾之药调理月余，病瘥。

【按语】水肿初起，邪未深入，及时治肺，宣邪外出，兼理脾肾，截断邪气下移之路，气机一转，病乃速愈。

案例二：苏某，女，15岁，1994年5月17日就诊。幼时曾患急性肾炎，经过治疗病已痊愈。9岁以后，眼睑颜面浮肿，反复发作，多次查尿，均有蛋白（+～++），中西药杂投，均难获效。精神不振，容易感冒，脉沉细，舌淡苔薄黄。诊断：慢性肾炎。辨证：湿困中州，脾阳不振，脾气虚弱，运化不力，水溢肌肤，头面皆肿。治则：健脾利水，渗湿消肿。赤茯苓10g，黄芪15g，白术10g，泽泻10g，陈皮8g，赤小豆20g，薏苡仁20g，条参10g，山药10g，扁豆10g，砂仁5g，每日1剂。治疗1个月后，眼睑浮肿渐有减轻，效不更方，坚持治疗2个月，颜面浮肿基本消失，复查小便蛋白（±）。原方加党参10g，防风10g，健脾益气固表，增强御邪于外之力。此后患者因故中断治疗，半年后面部浮肿复起，再次来诊，考虑顽疾久羁，正虚邪恋，扶正祛邪非一日之功，拟丸剂缓图为宜。处方：熟地100g，山萸肉60g，山药80g，泽泻60g，丹皮60g，附片60g，桂枝40g，怀牛膝60g，黄芪100g，防已80g，白术80g，甘草40g，薏苡仁80g，赤小豆100g，防风60g，广木香60g。研末，制成蜜丸，每服6g，日服3次。3个月后，眼睑浮肿消失，查尿蛋白（-），精神好，纳食香，二便调，虽遇感冒，亦可不药而愈。

【按语】本例水肿，缠绵难去，证属阴水，发自脾虚无健运之能，其治贵在益命火助运，培土生金，正气存内，邪不可干也。

案例三：罗某，女，24岁，1992年7月18日就诊。患慢性肾炎有3年之久，头面四肢均肿，按之凹陷不起，便溏尿少，食欲不振，形寒怯冷，脉沉细，舌质淡，舌体胖嫩，苔白。肾功能检查尿素氮21.4mmol/L，二氧化碳结合力13.5mmol/L，血压16.9/11.3kPa。辨证：水湿久犯，肾阳衰微，火不生土，脾阳不振，母病及子，肺气失布，肺脾肾三经皆为邪困，隧道不通，水液泛滥。治则：温肾助阳，扶正利水。桂枝6g，附片8g，熟地15g，萸肉10g，山药15g，丹皮10g，泽泻10g，茯苓10g，黄芪15g，赤小豆30g，薏苡仁30g，广木香10g，5剂。

二诊：服前方后，小便微通，全身较温，脉沉细无力，原方再进5剂。

三诊：小便逐步增多，精神有好转，饮食得增，病机已转，效不更方，再进5剂。

四诊：每日尿量最多可达2000～3000mL，水肿大减，患者如释重负，食欲增加，脉亦由弱转为有力，仍守原方再进。

五诊：治疗一月，服药30余剂，水肿基本消退，精神好转，食纳增加。血压18.7/12kPa。尿检查：蛋白（+++），红细胞（+），管型（+）。脉沉细有力，坚持从肾论治。更方：桂枝8g，附片10g，熟地15g，萸肉10g，山药15g，丹皮10g，云苓10g，泽泻10g，仙茅10g，淫羊藿10g，黄芪

15g，木香 10g。以上方加减持续治疗半年，服药近 200 剂，水肿与肿胖现象全部消失，精神饮食正常，月经停行半年，现已按时来潮，脉沉细有力，舌淡红，血压 14/10.4kPa；小便检查：蛋白微量，余正常；肾功能检查尿素氮 3.75mmol/L，二氧化碳 26.9mmol/L。一切恢复正常，曾二次感冒，并未发病，为了巩固疗效，按前方配成丸剂与服。

【按语】本例为重症肾炎并发尿毒症，病情危笃，但坚持从肾论治，终于转危为安。盖水为至阴，其本在肾也。

从肾论治皮毛疾病

章氏从肾论治皮毛疾病经验：章氏认为皮毛包括皮肤和毛发二部分，肺主皮毛，人所熟知，然而皮毛内应脏腑，非独肺也。《素问·六节脏象论》谓："肾者，……其华在发。"说明毛发为肾之外候。生理上，虽然"发为血之余"，毛发的营养需赖于血所润养，但血之源头在乎肾，因为肾主藏精，精不泄，归精于肝而化精血，精血同源，互为资生，精足则血旺，血旺则毛发荣华，其生机实根于肾。《素问·阴阳应象大论》曰："皮毛生肾。"反映皮毛与肾关系密切。生理上，皮肤柔软润泽，固表卫外有赖于卫气之温煦，津液之滋润，血液之滋养，然而卫气根源于肾，气不耗，归精于肾而为精，精化为气，精气互化，肾为元气之根，精盛则气旺，气旺则津生，气行则津行，精血同源已如上述。因此，气血精津对皮肤的营养，皆禀之于肾。有鉴于此，生理上皮毛与肾息息相关，病理上则必然内外相因。如："肾病者，颧与颜黑"，"肾者水脏，主津液"，肾气虚弱，气虚则阴弱，津液化源不足，五脏津亏，皮肤失润而干瘘，同时，阴虚生内热，热淫津涸而化燥，“肾气衰，发堕”等。总之，皮毛之变，可内应肾虚。若从肾论治，培补根本，亦能恒取效验。

黑变病案：邓某，女，43岁，1991年11月25日就诊。孕产2胎，人工流产5次，三年前颜面始若蒙尘，渐至变成黧黑，两颧、颊、鼻、唇、下颌等处初为点、片状黑斑，不痛不痒，继之色素逐渐加深，斑块扩展连接成片，并向颈部、手腕、躯干及腰围发展，月经停行一年，某医院诊断为“黑变病”，以强的松治疗半年，尚可控制病情发展，但身体表现虚胖，气短乏力尤甚，神疲纳呆，嗜睡懒言，不耐劳作，舌质暗淡，舌苔薄白，脉沉细无力，辨证为胎产过多，损血耗精，肝血不足，子盗母气，肾精亦亏，精亏则气弱，病及于肾，肾气虚弱，血运不畅，脉络瘀阻，黑斑乃成。治则：补肾化瘀。处方：熟地15g，当归10g，肉苁蓉15g，巴戟天15g，益母草10g，丹参15g，红花8g，桃仁8g，黄芪20g，枸杞子15g，每日1剂。服15剂后，精神有进步，面黑由晦转明，病见起色，守法再进。1个月后，黑色斑色素变浅灰黄，效不更法，原方加减，治疗7个月，服药150余剂，面黑退净，斑块消失，精力复健，诸症霍然。其治疗全程不离温润补肾，益气填精，活血化瘀，方用右归饮、四物汤、二至丸、二仙汤等化裁，行瘀之品如丹参、桃仁、红花、益母草等贯彻始终。

干燥综合征案：史某，男，60岁，干部，1995年10月9日就诊。一年前，双目干涩发痒如有异物，滴消炎眼药水，屡用罔效，继之咽干舌燥唇裂，鼻衄，皮肤干燥，大便干结，口渴多饮，晚间尤甚，致使夜尿频多，难以安寐。尿糖检查：阴性；空腹血糖正常，舌质暗红，舌苔花剥，脉沉细；证属肾阴亏虚，相火偏炽，灼津耗液，脏腑失养，肌肤失润，燥由内生。治则：滋阴降火，生津润燥。处方：黄柏10g，知母10g，生地10g，山萸肉15g，泽泻10g，云苓10g，丹皮10g，山药15g，石斛10g，花粉10g，麦冬10g，乌梅10g。5剂药后，口干减轻，津液增多，药已中病，原方出入再进。10剂药后，目干涩亦止，饮水量减少，治疗月余，诸症悉除，晚间也不渴饮，夜寐安宁，3个月后随访，病已全瘥。

脱发案：魏某，男，42岁，厂长，1993年1月24日就诊。半年来，因烦劳思虑、工作紧张导致脱发严重。现头皮瘙痒，发间稀疏，伴颠顶胀闷，腰酸腿软，口渴尿黄，证属劳伤过度，心血暗耗，子病及母，损及肝血，精血同源，盛衰与共，血少精亏而致肝肾两虚，毛发失荣而枯痿脱落。治则：滋养肝肾。处方：女贞子15g，旱莲草15g，熟地15g，当归10g，赤芍10g，玄参15g，麦冬10g，白蒺藜10g，何首乌15g，黑芝麻10g，黑料豆15g，沙苑子10g，并嘱其劳逸结合，保证睡眠，起居有常。20剂后，脱发明显减少，梳头时，脱发极少，洗发时发落亦减，原方继服40剂，间或增用桑、菊、丹参等疏风清热、活血止痒之品，脱发基本停止，兼证亦解。

淋证治肝

肾盂肾炎以尿频、尿急、小便赤热灼痛和腰痛坠胀等尿路刺激症状为特征，与中医淋证极为类似，其病位在肾，病因病机可从中医热淋范畴求之。《诸病源候论》指出，“诸淋者，由肾虚而膀胱积热”所致，认为“热淋者，三焦有热，气搏于肾，流入于胞而成淋也”。《证治准绳》曰：“淋病必由热甚生湿，湿生则水湿浑凝，结而为淋。”《医家四要》曰：“热淋者，……大抵乃由湿热注于膀胱所致。”因此，湿热蕴结膀胱，气化失常，水道不利是本病之直接病因，而要着重讨论的是，《类证治裁》指出，“肾有两窍……淋出溺窍……病在肝……”肝之病理生理与淋证病因病机的形成密切相关。因为肝肾同居下焦，统司相火，热郁于下，或在少阴，或在阳明，而肝之经脉布于下焦，本病之发生常伴有少腹拘急，尿时茎（阴）中作痛等症状，均与肝经“循股入毛中，过阴器，抵少腹”之循行部位相同，说明湿热蕴遏肝经，气机不利，热移下焦而致膀胱气化失调。其成因在于肝主疏泄，若肝之功能正常，可使水道和转输运行不息，一旦肝气不舒，疏泄失常，膀胱之气，滞而不利，湿热不化而下渗则小便涩痛淋沥，因此，本病与肝相关。

肾与膀胱相表里，膀胱湿热邪气，循经可上犯于肾，久病不已，必致肾虚。肾水肝木，母子相关，子能令母实，热郁肝经，湿阻膀胱，病损及肾，实则泻其子，有如《医宗必读》曰：“北方之水，无实不可泻，泻肝之所以泻肾。”所以，对急性肾盂肾炎与慢性肾盂肾炎急性发作均应从肝论治，清泄肝木，使疏泄功能恢复，气化复常则小便自利矣。章氏习用龙胆泻肝汤主之，获效甚捷。此外，根据章氏经验，对急性尿道感染，拟用泻肝通淋方法治疗，临床疗效也颇为满意。

刘某，女，58岁，1993年3月29日初诊。患慢性肾盂肾炎十余年，时有急性发作。一周前，尿频尿急尿痛复发，少腹坠胀，小便短少伴咽痒咳嗽，胸闷痰多，咳甚则小便失禁，淋沥灼痛而下。尿分析：BLD（++）。尿常规检查：红细胞少许，白细胞少许，鳞状上皮细胞（+）。舌质暗红，苔薄黄，脉沉细。辨证：肝经湿热，下注膀胱，上犯肺金。治则：泻肝利尿，佐以肃肺止咳，方用龙胆泻肝汤化裁：龙胆草10g，黄芩10g，山栀10g，泽泻10g，通草10g，车前子10g，怀牛膝10g，白茅根30g，柴胡8g，当归10g，生地10g，桔梗10g，生草8g，牛蒡子10g。

二诊：服上方5剂后，尿频、尿急、灼热痛明显减轻，咳嗽止，但小便量短少，少腹仍感坠胀不适，原方去桔梗、牛蒡子，加忍冬藤10g，郁金10g，再进5剂。

三诊：症状全部消失，小便常规检查正常，遂以六味地黄丸巩固善后。

肝病治肾

慢性肝病，包括慢性肝炎、慢性血吸虫肝病以及各种因素引起的早期肝硬化，中医辨证往往认为以肝气郁结为多。根据章氏经验，肝气郁结多见于肝病早期，有的还合并有湿热内蕴现象，但慢性肝病，病程长，疗程亦长，大多经过长期治疗，实邪已去，虚证居多，证见肝气郁结者少，临床表现多为两胁隐痛，或灼热痛胀，头昏，面色黧黑或不泽，口干而渴，食纳尚好，睡眠较差，大便偏干，脉弦细或数，舌赤或暗红，苔薄黄，唇红等一派肝肾阴虚之象。审其成因，肝主疏泄，性喜条达，早期若因湿热内蕴，情志抑郁，肝失条达，自易出现肝气郁结的征象，但时日迁延既久，肝郁化火则生热伤阴；肝旺乘脾，脾虚生湿；湿热蕴结亦可化火伤阴；肝为藏血之器，本体属阴，若久服疏肝理气药过多，阴血暗耗而致肝阴虚损；肝病既久，子病及母，累及肾水，肾水不足，肝木复又失养，母能令子虚，肝肾两亏，精血俱损而阴伤也；若素禀阴虚之体则诸因结合，肝肾阴虚自不待言。因此，章氏认为，慢性肝病，病位在肝，病因则在肾。生理上，肾主水，肝主木，木生于水，木乃水之子，母实则子壮，水涵则木荣，肝木赖肾水之滋养，则木荣肝健。而在病理情况下，若肾水不足，不能涵养肝木，肝木失养，肝气郁滞，湿热化生之火自炎耳，水涸木枯则肝病生焉。且肝气不可犯，肝气自当养也，血不足者濡之，水之属也，壮水之源，木赖以荣。故而主张从肾论治慢性肝病，补母之虚，即所谓："东方之木，无虚不可补，补肾之所以补肝。"滋肾水以涵养肝木，养肝阴兼疏肝气。

章氏临床擅用魏玉璜之一贯煎加白芍、郁金，自定名为"加味一贯煎"，治疗慢性肝病，效果显著。原方以沙参、麦冬、当归、生地、枸杞子滋养肝肾，加川楝子疏肝理气使肝体得养，肝气条畅，则胁肋之痛自除矣。章氏增郁金以助川楝子疏肝解郁，添白芍酸甘敛阴以加强滋肾柔肝之力，其养阴疏肝作用更优于原方，因而具有更好的疗效。若胁痛明显加玄胡、白蒺藜；有低热者加银柴胡、地骨皮、知母；便秘加麻子仁、郁李仁；舌红而干加石斛；纳呆加鸡内金、山楂、炒麦芽、炒谷芽；腹满加枳壳、厚朴；不寐加枣仁、夜交藤；肝脉瘀阻，胁下痞积加丹参、鳖甲。

病例：林某，男，35岁，1992年2月25日初诊。诉1987年体检时发现HBsAg（+），因当时无明显体征，诊断为乙肝病毒携带者，未作任何治疗。1991年8月感右胁疼痛，体力下降，检查肝功能异常，遂入某传染病医院住院治疗半年。出院后，肝区隐隐作痛，经常口干口苦，头昏，两目胀痛，颠顶疼痛，纳食一般，四肢乏力，精神不振，舌质暗红，苔薄黄，脉弦细。近期肝功能检查，硫酸锌浊度15单位，GPT正常，谷草转氨酶26单位。乙肝三系检查：HBsAg（+），HBeAg（+），抗HBc（+）。辨证为：肝病既久，情绪焦虑，以致气郁化火，上犯颠顶，累及双目，灼耗肝阴，病损及肾，肾水不足，水亏不能滋润肝木，肝肾阴虚，经脉失养则胁痛隐隐。治则：养阴疏肝，滋水涵木。方用加味一贯煎化裁：沙参15，生地10g，麦冬10g，当归10g，五味子10g，丹参15g，白蒺藜10g，贯众10g。

二诊：服上方20剂后，肝区疼痛减轻，口干、目胀、头痛均有缓解，但仍感头昏，四肢乏力，苔脉无变化，效不更方，原方再进。

三诊：以上方治疗1个月后，肝区痛止，颠顶痛除，口干口苦、目胀现象消失，精神为之一振。复查肝功能：硫酸锌浊度3单位，GPT正常，GOT24单位。乙肝三系HBsAg（+），HBeAg（–），抗HBc（+），HBsAg（RIHA）1∶128。因患者经常出差，不能坚持煎剂治疗，改拟自制“乙肝阴转丸”巩固疗效，嘱定期复查肝功能与乙肝三系，坚持治疗。

糖尿病证治述要

糖尿病是一种代谢内分泌病。其特征为血糖过高，糖尿，葡萄糖耐量减低。临床上早期无症状，到了症状期才有多饮、多食、多尿、口渴、易饥饿、消瘦、疲乏无力等症状。久病者常伴发心血管、肾脏、眼部及神经系统等病变。严重时可发生酮症酸中毒、高渗性昏迷等，从而危及生命。

糖尿病患者常伴发化脓性感染、尿路感染、肺结核等，大多数患者死于心血管系统并发症。章氏认为及早防治，糖尿病患者的寿限可以明显延长，体力的恢复可接近正常。

糖尿病与中医学“消渴病”基本吻合，对其病因病机，文献中早有精辟的论述，如《素问·奇病论》指出：“此人必数食甘美而多肥也，肥者令人内热，甘者令人中满，故其气上溢转为消渴。”说明高热量饮食与肥胖，均可导致消渴病发生。《外台秘要》在“消渴门”中引《古今录验》中记载：“渴而饮水多，小便数，无脂似麸片甜者，皆是消渴病也。”足以说明我国唐代医学家就已知道消渴患者的小便是甜的，为诊断糖尿病提供了可靠的依据。

阴虚内燥，津液亏耗，消渴乃成

消渴分为上、中、下三消，上消多饮属肺，中消善饥属胃，下消多尿属肾。但临床很难截然分开，往往肺、胃、肾兼而有之。先天不足或后天失调、劳累过度、房事失节、七情过激、膏粱厚味、饮食所伤，或感受外邪，化热伤阴，使阴津亏耗，燥热偏盛，久之经脉、脏腑失养，而形成本病。

1. 阴津亏损 阴津包括人体内各种“体液”，其作用是滋润、濡养人体的皮、肌、脉、筋、骨，以及五脏六腑、四肢百骸等，是人体进行正常生理活动不可缺少的物质基础。由于燥邪消烁或酒色劳伤过度，皆可使阴津耗损，而致消渴病发生。

2. 燥热偏盛 燥热是指人体已有或新生的病邪，常分为外感燥邪，或外感风寒暑邪化热生燥和内生燥热，伤阴耗津，促使消渴病病情加重。

3. 阴津亏耗与燥热偏盛的关系 从因果关系来看，阴津亏耗是因，燥热偏盛是果，但燥热偏盛，能促使阴津更为亏耗。从标本关系来看，阴津亏耗是发病之本，燥热偏盛是发病之标。因此也给临床定下，“急则治标，缓则治本”的基本法则，所以在治疗消渴病时，必须审度因果，权衡轻重缓急，决定治疗方案，以阻止病情发展。

4. 阴津亏耗与燥热偏盛产生机制

素体阴虚：产生的原因主要有以下几个方面：①先天不足，《灵枢·五变》篇说：“五脏皆柔弱者，善病消瘅。”这是由于在母体时胎养不足所致。②后天损耗过度，如毒邪侵害，损耗阴津。③化源不足：如生化阴津的脏腑受损，则阴精无从生化，如《外台秘要·消渴门》说：“消渴者，原其发动，此则肾虚所致，每发即小便至甜。”④脏腑之间阴阳关系失调，终致阴损过多，阳必偏盛，阳太盛则致“消”，如《医门法律·水肿门》中谓：“肾司开阖，肾气从阳则开，阳太盛则关门不阖，水直下则为消。”肾阳偏亢，使胃热盛而消谷善饥。

饮食不节，形体肥胖：①长期过食甘美厚味，使脾的运化功能损伤，胃中积滞，蕴热化燥，伤阴耗津，更使胃中燥热，消谷善饥加重。如《素问·阴阳别论》谓：“二阳结谓之消。”二阳指的是足阳明胃与手阳明大肠，就是说胃肠中积滞化热，胃热则消谷善饥，热邪上熏于肺，使肺热津伤，出现烦渴多饮。大肠热结则大便秘结不畅。②因为肥人多痰，痰阻化热，也能耗损阴津，阴津不足又能化生燥热，燥热复必伤阴，如此恶性循环而发生消渴病。

情志失调，肝气郁结：由于长期情志不舒，郁滞生热，化燥伤阴，或因暴怒，导致肝失条达，气机阻滞，也可生热化燥，并能消灼肺胃的阴津，导致肺胃燥热，而发生口渴多饮，消谷善饥。

阴虚燥热日久，必然产生气阴两虚，消渴患者始则阴虚燥热，多饮，多尿，善饥，时日既久，阴损及阳而出现气虚阳微现象，如全身困乏，精神倦怠，甚至形寒怯冷，语言无力，食少难化，大便偏溏，口干不欲多饮，夜尿多而白天反少，脉细无力，舌质淡，苦薄白或淡黄。这是由于肺、胃、肾三经阴气既虚，阳气被遏而出现的阴阳两虚病证。

益气养阴，随证施治，方能获效

章氏认为，历来治疗消渴，首先辨别上、中、下三消的主次，然后分别论治。实践证明，消渴患者有上消多饮，必然有下消多尿，三消往往同时存在或同时减弱，三消分治，是不符合实际情况的。因而临床只须辨清阴虚燥热或气阴两虚（阴阳两虚），若是阴虚燥热者，则以养阴润燥论治，消渴既久，气血阴阳均已亏损时，应当气血阴阳并补。另外应注意并发症，未发现前，应早预防，一旦发现要及时处理，要重视饮食治疗和适当体育运动的预防作用。目前有些患者已经使用胰岛素或口服降糖药治疗后三消症状不甚明显，因而无证可辨，应当从气阴两虚或阴阳两虚辨证处理。正在使用胰岛素或口服降糖药，或胰岛素依赖型者不能马上停掉，因为用中药治疗不足以代替胰岛素，也不足以代替某种降糖药，而是从整体出发进行辨证论治。通过调节整体机能，逐步改善全身情况，从而使症状逐渐减轻，慢慢消除，以恢复健康。

1. 糖尿病治疗原则　一般认为消渴病就是“糖尿病”，

虽言之有理，但不尽然。消渴病虽然多数为糖尿病，古人对消渴病也有尿甜的记载，但糖尿患者并不都具有三消症状，消渴病也并不会都是糖尿病，例如“尿崩症”，大渴而多尿，属于中医所称的消渴，但不属于西医的糖尿病。因此，对于消渴一病的概念必须明确。不过，本节所讨论者，是属于西医所称之糖尿病之消渴病。古人将消渴分为上、中、下三消，上消属肺，口渴多饮；中消属胃，多食善饥；下消属肾，多尿如脂。因而临证从肺、胃、肾辨证，并采用三消分治之法。但从临床看，有上消渴饮，就必然有下消多尿，治疗上也不宜截然分开。近代治疗糖尿病广泛使用降糖剂，许多患者的消渴症状不够明显，有的患者甚至无任何消渴症状，无形中给临床确诊造成困难。章氏近年来设立糖尿病专病门诊，在总结前人辨证论治的基础上，结合自己的经验，制订出治疗本病的四项法则，即既消又渴，法在养阴；不消不渴，法在益气；渴而不消，气阴兼治；消而不渴，重在补肾。现分述之：

既消又渴　法在养阴

既消又渴，包括口渴多饮、多尿、善食易饥且瘦，多见于病久失治者，暴病者间或有之，其人皮肤干燥，全身肢体肌肤有如针刺样疼痛或麻木，咽燥唇干，四肢困乏，甚则发生痈疡，视力昏蒙，脉细数，舌暗赤，苔干黄，其病机为阳明热盛，蕴结化燥，消烁肺胃津液，或肾燥精虚所致。治宜养阴润燥，方用章氏自拟之养阴润燥汤（生地、熟地、天冬、麦冬、石斛、花粉、沙参、玉竹、地骨皮、山药、萸肉、黄精、枸杞）。加减法：口渴甚者加生石膏；心烦、胃中灼热、失眠者加黄连；舌赤苔反白者加苍术。

不消不渴　法当益气

按说不消不渴者不应诊断为消渴，但事实上许多消渴患者，由于病程日久，治疗时间较长，又长期服用各种降糖的中西药，特别是采用胰岛素治疗后，成为“胰岛素依赖型”患者，消渴症状以致全无，不消不渴，实际上阴伤气耗，出现精神困倦，肢体乏力，食纳不佳，面部虚浮，睡不安寐或嗜睡，少语懒言，脉沉弱无力，舌淡苔薄白。尽管形不消，口不渴，尿不长，食不多，但因病久耗气伤元，肺、脾、肾元气皆亏，机体失养。治以益气扶元，方用章氏自拟之益气扶元汤（黄芪、党参、白术、茯苓、炙甘草、苍术、山药、黄精、枸杞、萸肉、白芍、何首乌）。加减法：食纳不佳者加鸡内金、砂仁；睡不安神者加枣仁、夜交藤。

渴而不消　气阴兼治

渴而不消者，一般病程较长，在长期时断时续的治疗中，往往有渴而欲饮，或不多饮，并不消瘦，小便偏多，饮食基本正常，精力较差，不能耐劳，午后疲乏较甚，控制饮食较严格，从表象上看病情不十分严重，血糖、尿糖接近正常或起伏不大，脉沉细或弦细，舌暗红，苔薄白。其病机为病久耗气伤阴，气阴两虚。治则为益气养阴，方用章氏自拟之气阴固本汤（黄芪、山药、花粉、生熟地、麦冬、地骨皮、生牡蛎、苍术、茯苓、五倍子、葛根、南北沙参）。加减法：口渴多饮者加石斛；头昏神疲者加党参。

消而不渴　重在治肾

消渴病久，病情变幻莫测，但万变不离其宗，正所谓“穷必归肾”。本病后期，以肾消方面表现突出，其证形寒畏冷，精神萎靡，形容枯槁，肢体困乏，阳痿不举，语言无力，食少便溏，口干不欲饮，颜面及下肢浮肿，四肢末端麻木，视力锐减，脉沉细无力，舌淡苔薄白。其病机为肾精暗耗，损伤气津，阴阳俱亏。治则为补肾益元，方用加味金匮肾气丸（肉桂、附片、熟地、山药、萸肉、泽泻、丹皮、茯苓、黄芪、苍术、枸杞、肉苁蓉）。加减法：食滞纳呆加鸡内金、砂仁；大便稀溏去熟地、大云，加补骨脂、吴茱萸、肉豆蔻；下肢肿甚加牛膝、车前子。

2. 谨守病机，随证分治 “消渴”这两个字的含义，形象地概括了患者体液消耗与体型消瘦的情况，以及渴而多饮、多尿善饥的证候。消渴病是内科临床常见的疾病之一，但由于患者病程长短的不同和治疗方法的各异，病情表现很不一致，有消而不渴，有不消不渴，有渴而不消，有既消且渴，因此，必须辨证清晰，庶不致误。

阴虚燥热

其临床表现为口干、目涩、舌燥、烦渴多饮、尿频量多、多食易饥、大便秘结、疲乏、消瘦，也有肥胖者，或上述症状不甚典型者，舌质红或绛，苔黄或薄黄少津，脉弦滑或弦数。治宜滋阴清热、生津止渴，常用基本方：生地20～30g，天冬、麦冬、知母各10～15g，沙参、石斛、花粉各20～30g，黄芩、葛根各8～10g，黄连4～6g。方中生地滋阴生津，二冬养阴润燥，知母滋肾，黄芩清肺，黄连清胃，花粉生津止渴兼清肺胃之热，葛根有升散之功，既能清热，又能使津液上升而止渴，沙参、石斛益气生津止渴。加减：口渴多饮加乌梅；尿频、尿量特多，质浊如脂加生牡蛎、五倍子、山萸肉；善食易饥者，为胃火炽盛，黄连用至10g，加生石膏；饥饿并不明显者宜去黄连；大便燥结加麻仁、郁李仁，甚者加熟军。

气阴两虚（阴阳两虚）

其临床表现多饮、善饥、多尿现象较明显，或并不明显，或间断出现，或渴不多饮，或夜尿多，或因病程久，经中西药治疗，燥热现象基本控制，但实验室检查尿糖、血糖仍高于正常；精神倦怠，四肢乏力，睡不安寐，小便混浊如脂膏，腰膝酸软，头昏，耳鸣，面容憔悴，耳轮干枯，面色黧黑，四肢欠温，形寒畏冷，食纳不香，语言无力，呼吸短气，阳痿，脉沉细无力，舌淡苔白而干。治法以益气养阴、补肾扶阳为主，常用基本方：黄芪 20 ～ 30g，山药 25 ～ 35g，党参、熟地、玄参、麦冬、地骨皮各 15 ～ 20g，萸肉、苍术各 10 ～ 15g，生牡蛎 20 ～ 30g，五味子 8 ～ 10g，葛根 6 ～ 9g。方中黄芪、党参益气扶阳；山药、山萸肉、生牡蛎、五味子补肾固摄；熟地补肾养阴；玄参、麦冬、地骨皮养阴生津；苍术扶脾敛精；葛根升津益胃。现代研究证明：黄芪、山药、熟地、玄参、苍术等药合用，具有降低血糖、尿糖功能。加减：如有明显的形寒怯冷、四肢不温、下肢微浮、肢体异常困乏者，可去麦冬、地骨皮、玄参、葛根，加肉桂、附片、泽泻、丹皮、茯苓以补肾扶阳；小便混浊如脂加五倍子；腰膝无力、阳痿明显者加肉苁蓉、巴戟天，甚者加鹿茸末 1.5g；不思饮食者加鸡内金。

临床有不少隐性糖尿病患者，平日毫无消渴病所表现的症状，仅在体检时发现尿糖、血糖高于正常范围，可以本方为基础加减施治，并参照饮食、生活、运动及其预防各条，以防止糖尿病的发展，控制糖尿病在萌芽时期，甚为重要。

下面介绍一些古今医学家对糖尿病辨证论治的经验：最早系统地记载治疗消渴病的是张仲景的《金匮要略》，云："男子消渴，小便反多，以饮一斗，小便一斗，肾气丸主之。"因此肾气丸（桂枝、附片、熟地、萸肉、山药、泽泻、云苓、丹皮）为治疗消渴病的祖方。后代有所发展，元·朱丹溪的《丹溪心法》载有消渴方（黄连末、天花粉末、人乳或牛乳、藕汁、生地汁、生姜汁、蜂蜜），搅拌成膏，多为后世所采用。清·程国彭的《医学心悟》强调三消分治，指出：治上消者，宜润其肺，兼清其胃，二冬汤主之（天冬、麦冬、花粉、黄芩、知母、甘草、人参、荷叶）；治中消者，宜清其胃，兼滋其肾，生地八物汤主之（生地、山药、知母、麦冬、黄芩、黄连、黄柏、丹皮、荷叶）；治下消者，宜滋其肾兼补其肺，地黄汤、生脉散合主之（生地、萸肉、山药、泽泻、茯苓、丹皮、人参、麦冬、五味子）。近代医家张锡纯的《医学衷中参西录》治消渴病用玉液汤（山药、黄芪、知母、内金、葛根、五味子、花粉）和滋膵饮（黄芪、生地、山药、萸肉、生猪胰子）。施今墨氏治疗糖尿病的经验是，有三消者，从肺脾肾入手，尤以脾肾为重点，认为黄芪配山药，健脾益气生津、补肾涩精止遗；苍术配玄参，滋阴降火、健脾敛精。其基本方：黄芪、山药、苍术、玄参、生地、熟地、麦冬、党参、五味子。祝谌予根据施今墨的经验，认为苍术配玄参可降血糖，黄芪配山药有降尿糖作用。其基本方：玄参、生地、麦冬、党参、五味子、茯苓、牡蛎、黄芪、葛根、山药、丹参。这些均可供临床参考。

并发症（兼证）的治疗

糖尿病因病程长，阴虚燥热对人体危害，可出现许多并发症（兼证），如高血压病、动脉硬化、中风、冠心病、胆石症、胆囊炎、肺结核、痈疽、白内障、神经炎等。正确及时治疗并发症，对糖尿病康复有着重要意义。

心悸失眠：兼见心悸不宁、睡眠不安，多为以下两种情况所致：①心阴不足、心阳亢盛，出现心悸失眠、心烦意乱、胸中烦热、舌红苔薄黄、脉细数。治法以滋阴清火，方用三子养阴汤（女贞子、沙苑子、枸杞子、生地、杭菊、川连、枣仁、柏子仁）。②阴津亏耗、气血受伤，出现口干舌燥、常易生疮、大便秘结、舌红苔黄、脉细数无力。治以益气养血、滋阴清热，方用天王补心丹（人参、玄参、丹参、茯苓、远志、桔梗、五味子、当归、天冬、麦冬、柏子仁、枣仁、生地、朱砂）。

胸闷心痛：糖尿病患者发现胸闷心痛，可能为“冠心病”所致，应检查确诊后按“冠心病”治疗。一般处理：选用活心丹、救心丸、冠心苏合丸等。

胁痛：糖尿病患者发生右胁痛或右上腹胀痛，应考虑并发肝炎或胆石症、胆囊炎，应进一步检查确诊，辨证论治，多为肝阴不足与湿热蕴结证。①肝阴不足：胁部隐痛、口干咽燥、头昏目眩、舌红少苔、脉弦细数。治以滋阴养肝，方用加味一贯煎（生地、沙参、枸杞、麦冬、当归、郁金、白芍、川楝子）。②湿热蕴结：胁痛、口苦、饮食减少、厌油腻、舌暗红、苔黄腻、脉弦滑数。治以疏肝利胆、清热化湿，方用疏肝利胆汤（柴胡、枳壳、赤芍、甘草、木香、黄芩、黄连、熟军、内金、郁金、川朴、山楂）。

眩晕：多为高血压病或颈椎病所致，应检查确定。辨证论治，多见肝阳上亢、痰浊中阻证。①肝阳上亢：眩晕耳鸣，头痛且胀，每因情绪紧张时加重，急躁易怒，口苦咽干，舌红苔黄，脉弦。治以平肝潜阳，方用天麻钩藤饮（天麻、钩藤、黄芩、牛膝、杜仲、草决明、桑寄生、山栀、益母草、夜交藤、茯神）。②痰浊中阻：眩晕、嗜睡、胸脘满闷、食少恶心、舌暗淡、苔灰腻、脉滑。治以化痰降逆。方用半夏白术天麻汤（法半夏、白术、天麻、陈皮、甘草、茯苓）。

便秘：阴虚燥热，肠道失润，大便排出困难，应常用滋阴润肠剂。方用麻仁丸（成药）或增液承气汤（生地、玄参、麦冬、熟军、枳壳、川朴）。

痈疽：痈疽疖肿，反复难愈，或牙龈脓肿，舌红苔黄，脉数。治以清热解毒，方用五味消毒饮（银花、野菊花、蒲公英、紫花地丁、紫背天葵）。

白内障（雀目）：糖尿病日久，必然出现白内障，视物模糊或耳鸣耳聋，脉沉细，舌暗红。治以滋养肝肾，方用明目地黄丸（熟地、萸肉、山药、茯苓、丹皮、泽泻、当归、白芍、枸杞、杭菊、白蒺藜、石决明）。

肢体麻木：最常见的是并发神经炎。患者肌肉瘦削，肢体乏力，肢端发麻或麻木不仁，行步不稳，舌暗淡，苔薄黄，脉沉细。治以补血通络，方用四物五藤汤（生地、当归、白芍、川芎、鸡血藤、络石藤、活血藤、忍冬藤、钩藤）。

痨咳：表现为干咳少痰、痰中带血、五心烦热、潮热盗汗、舌红少苔、脉细数。治以养阴清热、润肺止咳，方用百合固金汤（生地、熟地、麦冬、川贝、百合、当归、白芍、玄参、桔梗、甘草）。

昏迷：糖尿病严重时出现酮中毒，烦躁不安，甚则神志昏迷，有的骤然昏厥，四肢逆冷，脉微欲绝，这是阴阳厥脱之象。辨证时有亡阴亡阳之分，亡阴者表现为高热、口渴引饮、呼吸气粗、汗出如珠、神昏谵语、舌红苔黄而干、脉象虚数，亡阳者表现为食欲不振、恶心呕吐或吐痰涎、冷汗如油、精神困倦，甚则神志昏迷、四肢厥冷，舌淡苔白，脉微欲绝；亡阴者，宜益气养阴固脱，急用独参护阴汤（西洋参

10g 水煎服）或三甲复脉汤（炙甘草、生地、白芍、麦冬、阿胶、麻仁、生牡蛎、龟板、鳖甲），或用生脉针静脉注射；亡阳者，宜扶阳救逆，急用独参扶阳汤（高丽参或吉林参 10g 水煎服）或参附汤（人参、附片）、四逆汤（附子、干姜、炙甘草）或用参附针注射。

正确对待饮食、生活、运动，对治疗和预防糖尿病甚为重要，有时可以起到药物治疗所不能达到的效果。①合理饮食：一般认为糖尿病应严格限制饮食，特别应限制碳水化合物（如米、面等）的摄入，患者常处在饥饿状态中，对精神和体力以及病情恢复会有一定影响，而对蛋白和脂肪可以按习惯需要摄取。按中医学观点，高脂肪、高蛋白属肥甘厚味，肥甘厚味可以产热，消渴病本为阴虚燥热，过食肥甘，必然增重消渴。因此与上述相反，肥甘厚味应当节制，并强调清淡饮食，如米、面、豆类都属于清淡素食，应不在限制之列，当然不主张饮食过饱而妨碍消化。在这种情况下，每顿饭吃米面四成，蔬菜四成，汤水一至二成，是比较合理的。因此，鼓励患者多食含维生素丰富的新鲜蔬菜（包括豆类制品），可少量吃些鲜肉、鱼、蛋类等，这样对患者是有利的，在一定的条件下，可以降低高血脂，从而可以防止糖尿病的发展。②瓜果有益：瓜果均是含果糖类较多的食品，也是含维生素多的食品，如香蕉、梨子、西瓜、南瓜等。因为它们的甜味，致使许多糖尿病患者望之兴叹，不敢进食，诚恐加重糖尿。经临床实践证明，香蕉、梨子对消渴病最有利，许多患者吃香蕉、梨子后，消渴症状大有减轻，西瓜、南瓜不仅可以解渴充饥，还有降低血糖作用，从而可以预防消渴病的产生。③严禁烟酒：香烟可使火毒内熏，酒则湿热内攻，二者均具有辛温发散之弊，伤津耗液，莫此为甚，对消渴患者实属不利。如是烟酒嗜好者，应坚决戒掉，对治疗和预防糖尿病甚为有利。④稳定情绪：情绪波动太大，对病情实属不利，如急躁忿怒，可使精神紧张及血糖增高，尤其是悲伤和忧愁，易促使病情发展。所以，糖尿病患者遇到各种外来不良刺激时应当保持克制，胸怀宽广，遇事乐观，这是预防糖尿病最好的方法。⑤劳逸适度：人类生活中应该是有劳有逸，劳逸适度，如果多逸少劳，四肢不勤，则身体肥胖，可使糖代谢紊乱，容易产生糖尿病。相反整日劳累，不暇少息，精神高度紧张，身体极度疲劳，亦可使糖代谢紊乱而导致糖尿病产生。因此劳逸结合，是预防糖尿病的措施之一。⑥注意运动：运动可以调节精神，增强体质，加速血液循环，增强机体代谢功能，糖尿病患者应进行适当的运动，对减轻症状、降低血糖有一定的作用。

糖尿病性肾病的辨治

糖尿病性肾病是糖尿病后期常见的并发症，对患者危害极大，治疗棘手，现就临床体会简述之。

1. 肾元虚损，水泛肌肤　水肿是糖尿病性肾病的主证，发病机理不同于其他肾病。糖尿病为气阴两伤，津液亏耗，脏腑失养所致，五脏主藏精，肾又受五脏六腑之精而藏之，若脏腑虚羸，则精气不足，肾亦无精可藏，以致肾元虚损。肾元为肾阴肾阳之所在，肾阴虚则虚火内生，上燔肺胃，而见烦渴、多饮、善饥；肾阳虚则气化失职，不能主水，泛溢肌肤，而见面浮肢肿，腰膝酸楚，尿清长，或短少，脉沉细，舌淡苔白等。正如《圣济总录》指出："消渴日久，肾气受伤，肾主水，肾气虚衰，气化失常，开阖不利，水液聚于体内而出现水肿。”认为本病阴虚在先，阳损其后，终以伤肾，肾元虚衰，故常拟温肾利水，益气养阴，使阳化气，阴成形，水湿除，方选金匮肾气丸加味，药用附片8g，桂枝8g，生地15g，熟地15g，山萸肉15g，茯苓15g，山药20g，丹皮10g，泽泻10g，黄芪20g，苍术15g，怀牛膝10g，茅根30g。若伴五更泄泻，或下利清谷，日行数次，加补骨脂、山萸肉、肉豆蔻、五味子等，补下焦元阳，使火强土旺，则能制水而不复妄行矣。由于阳虚气弱，易复感外邪，使肺失宣肃，治节无权，而见水肿难退，常以金匮肾气丸合玉屏风散，加桔梗、防己、赤小豆等，意在益气固表，宣降肺气，既防御外邪，又通调水道。消除水肿主要应控制蛋白流失，改善肾功能，增强机体免疫力。由于患者常有血糖增高，潜在阴虚之象，故温燥、利水药应中病即止，以免伤津耗液。此后主张用六味地黄汤加黄芪20g，苍术15g，黄精15g，石斛10g，玉竹15g，花粉10g，沙参15g等，以补肾润肺养胃，控制血糖、尿糖，改善肾小球过滤功能。

2. 肝肾阴虚，虚火上炎 肝藏血，肾藏精，肾水肝木，母子相生，本为一源，母实则子壮，水涵则木荣。若久病及肾，肾精亏乏，无以养肝，以致肝肾阴虚，虚阳上浮，表现头昏耳鸣，烦渴多饮，目赤干涩，面足微浮，尿黄尿频，大便干结，脉弦细，舌红苔少。章氏又常以滋养肝肾法，方选杞菊地黄汤加味，药用枸杞10g，菊花10g，生地10g，熟地15g，山萸肉15g，丹皮10g，山药20g，茯苓10g，苍术10g。若肝阳上亢，头痛项强、面赤口苦、血压增高，加葛根、天麻、生龙牡等；或用天麻钩藤饮加生龙牡、沙苑子、白芍、玄参等。由于肝开窍于目，肝阴不足，目失所养，表现为视物昏花、雀盲、白内障、糖尿病视网膜病变，用杞菊地黄汤加当归、白芍、白蒺藜、草决明、青葙子、石斛、夜明砂等。如眼底出血，视物模糊，酌加川芎、白芍、丹参、赤芍、川牛膝等活血化瘀。肝主筋，肝血不足，筋络失养，而见肢端麻木，皮肤瘙痒如蚁行，用经验方四物五藤汤（熟地、当归、白芍、川芎、活血藤、鸡血藤、络石藤、忍冬藤、钩藤等）。糖尿病性肾病伴高血压者，应从肝肾阴虚论治，对控制血压升高，保护肾功能，改善视网膜病变，减轻末梢神经炎症状均有良好效果。

3. 脾肾两虚，气血不足 脾主运化，胃主受纳，腐熟水谷，化生气血。经云："中焦受气，取汁变化而赤，是谓血。"糖尿病患者因长期限制水谷摄入，胃中素有积热，津液暗耗，加之肾虚火衰，无以温煦脾阳，使中焦化生气血不足，而见口渴形瘦，精神倦怠，肢软乏力，眼睑微浮，畏寒肢冷，面色不华，心悸失眠，脉沉细，舌淡红，苔薄白，证属脾肾两虚，气血不足。常拟补脾益肾，益气养血，选经验方益气固本汤化裁，药用黄芪 20g，苍术 15g，生地 15g，熟地 15g，山药 20g，茯苓 15g，生牡蛎 20g，五倍子 10g，何首乌 15g，黄精 15g，麦冬 10g，葛根 10g。如脾虚失运，大便溏薄，完谷不化，一日数行，按上方去麦冬、熟地，加藿香、白术、木香、鸡内金、条参等。待腹泻好转后，合理调配优质蛋白糖尿病饮食，若血糖基本控制正常，短期内贫血未改善者，可选用归脾汤加仙茅、淫羊藿等脾肾双补，或选用鹿角胶、阿胶、龟胶等血肉有情之品，以增强造血机能。

4. 肾气虚弱，湿热内蕴 肾主开阖，若肾气虚弱，膀胱气化不利，积湿化热，蕴结下焦，表现小便频数，淋漓涩痛，腰痛绵绵，脉细或数，舌质暗红，苔薄黄腻，证属肾虚湿热蕴结下焦。常拟补肾清热利尿法，方选知柏地黄汤加味，药用黄柏10g，知母10g，生地10g，山萸肉10g，泽泻10g，茯苓10g，丹皮10g，山药15g，茅根30g，怀牛膝10g，杜仲10g。男子尿道刺痛，会阴不适者，加通草、生草、忍冬藤、炒山栀等。女子外阴瘙痒，少腹坠胀，带下赤白者，用龙胆泻肝汤，配合外用熏洗剂，药用麻黄15g，苦参20g，蛇床子15g，枯矾10g，黄连15g，煎水每日熏洗外阴3次。有血尿，或尿常规检查有红细胞，尿潜血阳性者，常用导赤散加旱莲草、茅根、藕节、花蕊石、大小蓟等。糖尿病性肾病常合并泌尿系感染、外阴炎、阴道炎等，对此应予以重视，以防上行感染对肾脏产生危害。

5. 病案举例 李某，男，56岁，1991年10月8日初诊。患糖尿病6年余，开始多渴多饮，善食而饥，经市某医院检查血糖10.1mmol/L，尿糖（++++），诊断为“非胰岛素依赖型糖尿病”，给予消渴丸、降糖灵等药治疗，临床症状基本控制。近1年来因工作劳累，饮食不节，血糖、尿糖反复增高，后改用胰岛素治疗，每日用量42单位，尿糖转阴性，1月前发现双下肢浮肿，食欲不振，腰酸膝软，视力减退，四肢麻木，大便溏稀，脉沉细，舌淡苔白，检查血糖6.1mmol/L，尿糖（±～+），尿素氮14.6mmol/L，肌酐258mmol/L，尿蛋白（+++），潜血（+）。考虑为“糖尿病性肾病”，辨证属肾阳虚衰，水泛肌肤。用金匮肾气丸加味，处方：附片8g，桂枝8g，熟地15g，山萸肉15g，泽泻10g，丹皮10g，茯苓10g，山药20g，黄芪20g，苍术15g，五味子10g，怀牛膝10g，茅根30g。患者服药5剂后浮肿消退，食欲增加，自觉周身有温热感，但腹泻每日3～4次，四肢发麻，脉沉细，舌淡苔白，治以温肾理脾，按上方去丹皮、泽泻，加藿香、条参、吴萸、补骨脂。患者服药10余剂，大便成形，日行1～2次，再以此方随证加减治疗3月余，临床症状基本消失，改用长效胰岛素16单位，每日注射1次，查空腹血糖在正常范围，尿糖阴性，尿蛋白（+），肾功能恢复正常，嘱患者注意调摄饮食，继续中药治疗，巩固疗效。

根据糖尿病性肾病的临床表现，多属于中医“消渴”“水肿”“劳淋”等范畴，其病机复杂，治疗棘手，因而要早期防治，除合理调摄饮食起居外，药物治疗很重要。章氏认为，有效地控制糖尿病，是防止肾损害的重要一环，平时要避免使用对肾脏有毒副作用的药物。如肾功能受损，出现蛋白尿、高血压、贫血、视网膜病变等，要从整体出发，权衡阴阳，因人而异，辨证分析，调理脏腑虚损，灵活施治。临床应突出从肾论治的原则，兼顾其他脏腑，同时注意气血、津液的耗损。由于本病以正虚为本，外邪常易乘虚而入，故要遵循“急则治标，缓则治本”，及时清除外邪，这对保护肾功能有积极意义。运用苦寒、辛燥、渗湿等攻伐之品，应中病即止，以防伤正。精血虚衰，元气亏乏，为“多虚”之体，其并发症标实源于正气虚弱，因而主张在扶正的基础上祛除病邪，补虚以通，从本而治贯彻始终。

老年糖尿病证治

章氏认为，老年糖尿病并发症具有较长的疾病变化过程，有的患者病史可长达几十年，因此，在论治时必须谨守病机，卓有定见，有法有方，并做到效不更方，守法守方，治之以恒，方可愈病。

对于老年糖尿病并发冠心病，他主张在益气养阴的基础上，按胸阳不振，心血瘀阻，阴虚阳亢和痰浊内扰四型论治，分别处以气阴固本汤合瓜蒌薤白半夏汤，气阴固本汤合血府逐府汤、失笑散，气阴固本汤合三子养阴汤以及气阴固本汤合二陈汤、导痰汤加味。

对于老年糖尿病并发肾病，主张在补肾益气的基础上分肾元虚衰，水泛肌肤；肝肾阴虚，虚火上炎；脾肾两虚，胃浊上逆；肾气虚弱，湿热下注四型论治，分别以金匮肾气丸或气阴固本汤为主方随证加减。如加怀牛膝、白茅根、车前子以增强利水消肿之力；或加女贞子、旱莲草、杭菊滋肾养肝兼清肝阳；或加条参、白术、法半夏、云苓扶脾和胃；或加知母、黄柏、赤小豆清利下焦湿热。

章氏认为，老年糖尿病并发视网膜病，无论是在出血期，还是在吸收期、恢复期，均应以滋肾养肝、益气化瘀为要，视其阴阳偏盛，处以杞菊地黄丸或金匮肾气丸加凉血止血、化瘀散结之品。对老年糖尿病并发末梢神经炎，章氏多以气阴固本汤合四物五藤汤（当归、熟地、川芎、赤芍、忍冬藤、海风藤、络石藤、鸡血藤、秦艽、威灵仙、细辛、海桐皮）主之，重在养肝舒筋，疏风通络；或补肾益气，填精固肾，强筋壮骨。因肝藏血，肝主筋，主疏泄，气行则血行，肾藏精，肾主骨，精生髓，髓能养骨也。

典型案例

例 1：侯某，男，60 岁，1995 年 3 月 26 日初诊。患糖尿病 15 年，以消渴丸 7 ～ 10 粒，每日 3 次维持治疗。近 1 年来经常感到心前区憋闷，疼痛阵作，1 日可发作数次。服速效救心丸疼痛可暂时缓解，但稍有劳累，胸痛即发，伴口干，小便频多，睡眠不好。1991 年 7 月以“消渴”“胸痹”收入本院住院治疗。检查血糖 7.8mmol/L，尿糖（+ +）。心电图检查：陈旧性下壁心肌梗死，心肌受损。舌质暗淡，苔薄白，脉沉细。辨为消渴病久，耗气伤阴，气虚不能率血畅行，阴亏不能滋养心神，津亏液少，血液滞涩，瘀阻心脉，不通则痛。治以益气养阴，宽胸通络，方用气阴固本汤合失笑散化裁。黄芪 20g，山药 20g，生地、熟地各 15g，苍术 15g，南沙参 15g，北沙参 15g，黄精 10g，全瓜蒌 10g，薤白 10g，丹参 15g，红花 8g，生蒲黄 10g，五灵脂 10g。服药 15 剂后，胸闷憋痛明显减轻。治疗 3 个月，精神体力大有进步，胸痛渐止，消渴丸减至每日 2 次，每次服 5 粒。复查血糖 6.2mmol/L，尿糖（–）。心电图对比，心肌缺血明显改善。患者出院后中断中医药治疗，1 年后猝死于急性心肌梗死。

例 2：张某，女，54 岁，患者于 1990 年秋季在医院门诊查血糖 16.5mmol/L，尿糖（+ + + +），尿蛋白（±），诊断为“糖尿病”，以降糖灵、D860 等药治疗。1991 年 2 月因面部浮肿，全身肿胀，肢体乏力，双下肢浮肿，口渴引饮，西医诊断为“糖尿病并发肾病”，特来中医科治疗。查双下肢凹陷性浮肿，舌质淡，苔薄白，脉沉细。辨为肾阴亏耗，肾气虚弱，开阖失司，水溢肌肤。治以益气养阴、补肾利尿，方用黄芪 20g，生地、熟地各 15g，苍术 15g，山药 20g，枸杞子 15g，山萸肉 10g，怀牛膝 10g，泽泻 10g，丹皮 10g，云苓 10g。服药 10 剂后，口渴、面部浮肿均减轻，周身肿胀亦减，下肢浮肿同前，上方加白茅根 30g，再服 50 剂后，全身浮肿消失，复查空腹血糖 8.6mmol/L，尿糖（–），尿蛋白（–）。追访至今，浮肿未见反复，病情稳定，现仍在治疗。

例 3：罗某，男，63 岁，1993 年 11 月以眼底经常出血，反复不愈已达半年之久，左眼失明来就诊。既往有高血压病，患糖尿病12年，平素以“达美康”每日1片维持治疗。近期检查血糖8.00mmol/L，尿糖（+～++）。血压不稳定，下肢乏力，颜面虚浮，舌暗淡，苔薄白，脉沉细。辨为肾元亏虚，不能摄精养目，虚阳上浮，热迫血溢，着著瞳神。治以补肾益气，滋水涵木，方用加味金匮肾气丸，肉桂6g，附片8g，熟地15g，丹皮10g，云苓10g，泽泻10g，枣皮10g，山药20g，黄芪20g，苍术15g，枸杞子10g，杭白菊10g，蔓荆子10g，天麻10g。服药10剂，眼底不再出血。治疗半月后，左眼视力逐渐提高到0.3，头昏渐止，下肢渐有力，查尿糖（+），血糖6.8mmol/L，血压12/9kPa。守方治疗2个月，眼底出血全部被吸收，视力清晰，消除失明之忧。

例4：李某，女，63岁，1991年5月始发现患糖尿病。检查空腹血糖19.0mmol/L，尿糖（+++），服优降糖半月后，复查血糖降至正常，尿糖（+）。此后以优降糖维持治疗3个月，尿糖（–），血糖14.7mmol/L，出现四肢麻木如针刺般疼痛，双下肢浮肿畏冷，腰痛，影响睡眠，精神疲惫，脉沉细，舌淡红，苔薄黄。辨为肾精虚亏，肾气不足，经络不畅，筋脉失养。治以补肾益气，温经通络，方用加味金匮肾气丸，肉桂6g，附片8g，熟地15g，山药20g，丹皮10g，云苓10g，泽泻10g，枣皮10g，黄芪20g，苍术15g，枸杞子15g，白茅根30g，怀牛膝10g，鸡血藤15g。服药10剂后，精神较前明显好转，腰痛缓解，下肢浮肿消失，四肢针刺痛亦除，睡眠渐宁。以上方加减再服20剂后，患者步履平稳有力，诸症悉平。

气阴固本汤

组成：黄芪、山药各20g，生地、熟地、苍术、地骨皮各15g，麦冬、茯苓、花粉、葛根、山萸肉、五味子、五倍子各10g，牡蛎30g。

功效：益气养阴，生津止渴，敛精固本。

主治：糖尿病口渴引饮，多食善饥，小便频多，消瘦乏力等有关症状及其并发症。尤其对稳定和降低Ⅱ型糖尿病患者之血糖，并使尿糖转阴，效果较为明显，对糖尿病并发末梢神经炎、糖尿病性肾病、糖尿病肠病等均有一定的治疗与缓解作用。

加减：口渴甚者加生石膏；口渴多饮者加石斛、乌梅；头昏神疲者加党参、南北沙参；食纳不佳者加鸡内金、砂仁；心烦、胃中灼热失眠者加黄连；睡不安者加枣仁、夜交藤；尿频量多、大便干结者加沙参、玉竹、玄参、龟板；夜尿频数、量少者加龟板、桑螵蛸；形寒畏冷、阳痿不举者加附片、仙茅、淫羊藿；大便稀溏者去熟地，加补骨脂、吴茱萸、肉豆蔻；面目浮肿、下肢肿甚者加白茅根、怀牛膝、车前子；四肢发麻、有如针刺痛者加忍冬藤、当归、鸡血藤；年老久病体弱者加服金匮肾气丸，每次10g，1天服2次。

体会：糖尿病属中医消渴病范畴，而消之为病，本在肾阴（精）不足，累及气（阳）与津（阴），三者之间相互依存和影响。在生理上，肾藏精，主水，司开合，为气之根，肾阳蒸腾肾阴，精化为气，气旺生津，譬之釜盖，“釜虽有水，必釜底有火，盖乃能润而不干也”。病理上，“气不上升，则在下之阴甚弱，”气虚则阴弱，“阳气暴绝，当是阴气先亏，阴先亏，则阳气无所依附，遂致暴绝”，阴弱则无气，气若不足，水津就不能上腾下输，营溉周身。气阴固本汤紧紧扣住三者关系，重用黄芪配葛根升阳益气，伍以二地、山药、麦冬、地骨皮、花粉大剂养阴之品，既有升散之力，能使津液上升而止渴，又有养阴清热润燥之功，配苍术助山药养脾阴而敛脾精，更有五味子、山萸肉酸甘化阴以配阳，云苓、牡蛎、五倍子所成之方古称“玉锁丹”，敛精固肾，锁住津精而潜阳，诸药合用，使阳升阴应，气旺生津，壮水潜阳，自有云行雨施之妙。同时，本方滋阴药中配黄芪、葛根，补气同时伍有二地，皆本“孤阳不生，孤阴不长”，阴阳互根，气阴并存之旨义，协调阴阳，分明主次，其效益彰。

此外，以气阴固本汤治疗糖尿病，其要义是从人体的整体动态功能与疾病之病理生理的演变过程出发，进行辨证论治，通过中药治疗调节整体机能，逐步改善全身情况。从而使症状逐渐减轻，直至消除，而不是用中药治疗代替胰岛素或某些降糖药，所以对正在使用胰岛素或降糖剂，或胰岛素依赖型者，不主张马上停用西药，而是在使用中药的治疗过程中，逐步减量，直到完全停用西药。

老年糖尿病合并肺系疾病的治疗经验

章氏近年来潜心研究糖尿病及其并发症的治疗，尤其对中老年糖尿病并发肺系疾病的论治独具匠心，每有殊功。章氏以自订气阴固本汤为基本方，方中重用黄芪配葛根益气升阳，佐以生熟地、山药、麦冬、地骨皮、天花粉等大剂养阴之品升津止渴、养阴清热润燥；更用五味子、山萸肉酸甘化阴以配阳，茯苓、牡蛎、五倍子敛精固肾而潜阳。诸药合用，则阳升阴应，气旺精生，消渴自止。对于临证运用该方治疗消渴并生肺系疾病，章氏另立两条治疗原则。

1. 治咳必先治气　章氏认为，老年糖尿病之病理关键，在于肾燥津亏，气阴两伤。兼生肺疾，必因燥热日久而耗伤肺气，损伤肺津，故刘河间在《三消论》中将“肺痿劳嗽”列为消渴之常见变证，创宣明黄芪汤，旨在补肺气、布津液治疗咳嗽。章氏则认为，老年糖尿病患者由于生理代谢功能紊乱，导致机体抵御外邪和调节能力低下，容易反复感冒，由皮毛损及肺系，致使咳嗽持续发作不能缓解，病当责之肺气虚弱，卫外失固，清肃失常，肺气上逆。同时，肺气虚则不足以息，气道难以接续，亦可喘咳不止。因此，补养肺气，固表御邪，使肺不伤则不咳，实为治消渴病兼咳之关键。其次，老年糖尿病患者由于病程长，疗程亦长，长期服用降糖药物容易损伤脾胃功能，致使脾胃虚弱，纳运失常，一则水谷的精气不能上奉于肺，导致呼吸气怯，咳嗽声微；二则脾为生痰之源，聚湿生痰，上壅于肺而致咳唾浊涎。因此，健运脾气，培土生金，化痰消涎，亦甚为重要；三则老年糖尿病患者久病及肾，是病理变化的普遍规律，若肾精失固，则阴虚火乘于肺，肺虚而肾失资生之源，则病及于肾，肾主纳气，为气之根，肾气摄纳可助肺气肃降，呼吸相依，肾气虚则肺气逆而为咳不已。因此从肺脾肾三脏联合辨证，治疗老年消渴并发咳嗽，可免偏颇。

案例：胡某，女，80岁，1993年1月10日诊。患糖尿病30年，以饮食控制或间断服用降糖药物维持治疗，平素容易患感冒，受凉则咳，此次咳嗽，半月不解，咳甚则夜不能寐，痰质黏稠，不易咯出，口干鼻燥，不思饮食，大便秘结，各种止咳糖浆均不能服，肌肉注射青霉素，治疗10天，咳不见减，遂转中医治疗。检查：体质肥胖，颜面虚浮，舌质暗淡而苔薄黄，脉细数。辨证：肺肾阴虚，湿痰内盛，壅阻于肺，肺气不畅，气逆而咳。

治则：滋肾润肺，化痰利气止咳。处方：熟地15g，当归、陈皮、法半夏、茯苓、桔梗、川贝、牛蒡子、紫菀、杏仁、麻仁、郁李仁各20g，甘草8g，5剂。每日1剂，日服3次。药后咳嗽渐止，咯痰亦爽，痰量减少，肺气已降。原方出入，叠进30剂，诸症悉平，再拟益气养阴法予以巩固。

2. 止咳尤宜养阴 肺为娇脏，喜润而恶燥。章氏认为，糖尿病病理不越阴虚阳亢，津涸热淫，而以阴虚为本，燥热为标。咳之所生在于热灼肺津，损及肺阴。阴虚则气弱，津亏则肺失滋润，故而肺气不畅，咳嗽不已，久咳损肺，母病及子，下耗肾水，肾阴不足，虚火上炎，灼伤肺络以致咯血。因此，肺肾阴虚，水泛为痰，阻气致咳为病之关键，故止消渴之咳，重在滋肾润肺，使金水相生，同济相须，气阴得复，则肺气舒畅，顽咳遂止。

案例：刘某，女，63岁，1992年2月13日诊。患者有糖尿病并发支气管扩张病史。经常咯血或痰中带血，最近1周，咯血加重，反复发作，咯吐鲜红色血痰，痰量较多，每次咯血约200～300mL，口干舌燥，胸闷气短乏力，尿黄短少。检查：血糖122mg/dl，血压12/8kPa。面色㿠白，精神萎靡，舌质暗红而苔薄黄，脉弦细。辨证：肺肾阴虚，虚火内炽，耗气伤阴，迫血妄行。治则：益气养阴，清肺宁络。处方：黄芪、怀山药各20g，生地、熟地、玄参、沙参各15g，苍术、地骨皮、麦冬、石斛、天花粉、仙鹤草、白及、桔梗各10g。5剂后，咳嗽减轻，咯血、吐痰量亦减去其半。

守方治疗 1 月，咳嗽、咯血告止，有时咯吐白痰少许，口干未除。以原方去白及、仙鹤草，加杞子 10g，意在益肾养阴，以图治本。

阴虚证与滋阴疗法的应用

中医学认为人体内外、表里、上下各部分之间，以及机体的物质与物质、功能与功能、功能与物质之间，必须保持其相对的阴阳协调关系，才能维持正常的生理活动，正如《素问·生气通天论》说："阴平阳秘，精神乃治。"疾病的发生及其病理过程，都是因某种原因而使阴阳失去协调所致，如《素问·阴阳应象大论》指出："阴胜则阳病，阳胜则阴病。阳胜则热，阴胜则寒。"又如《素问·调经论》所说："阳虚则外寒，阴虚则内热。"因此，调整阴阳，补其不足，泻其有余，促使阴平阳秘，恢复阴阳的相对平衡，就是治疗疾病之基本原则，故《素问·至真要大论》说："谨察阴阳所在而调之，以平为期。"滋阴疗法，正是针对其中阴虚者而立之治疗方法，在中医学的理论体系和临床实践中，占有极其重要的地位，其理论依据创始于《内经》，临床实践源于仲景，发扬于金元医学家朱丹溪，此后张景岳、李中梓等历代医学家对滋阴疗法均有新的贡献，及至清代叶天士、吴鞠通等温病学家对养阴多有发挥，因而形成理论与实践相结合的、完整的滋阴学派。章真如主任医师业医数十年，学验俱丰，尤以擅长于运用滋阴疗法而著名于世。

章氏临床常用之滋阴疗法

1. 阴虚之临床表现 阴虚的临床表现是多种多样的，由于发生的原因和发生的脏腑不一样，临床表现也有不同。章氏通过多年的临床观察，认为临床阴虚多于阳虚，符合“阳常有余，阴常不足”之说，并提出阴虚有他的规律性，如因地区、年龄、性别、职业等不同，阴阳虚实亦有差别。从地区看：南方气候炎热，汗多，故人多阴虚；北方因寒冷易伤阳气，故人多阳虚；从年龄看：中老年人因生活和工作劳累，易耗阴精；而青少年阴阳俱旺，少年为纯阳之体，更少阴虚；从性别看：女性阴虚常多于男性，因女性经期、生育易于耗血伤阴；从职业看：脑力劳动者阴虚多于体力劳动者，因为体力劳动多汗，易于恢复，脑力劳动耗髓伤精，不易恢复。另外，从病程久暂看，暴病多阳虚，久病多阴虚，这是因为风寒湿等外邪易伤阳气，病久则耗精伤液。从脏腑辨证看，心、肝、肾多阴虚，肺、脾多阳虚，两脏同病，以肝肾多阴虚，心脾多血虚，肺脾多气阴两虚，脾肾多阳虚。章氏还根据中医理论和临床经验，将阴虚的表现分为一般规律和特殊规律两个方面。

一般规律包括阴虚的一般表现、体温、脉象、舌象等几个方面。①一般表现：面色晦滞不泽，精神萎靡，性情急躁，易兴奋，烦躁易怒，唇红而干，皮肤干燥，枯涩不荣，肌肉瘦削，大便燥结，小便短赤。②体温：午后潮热或骨蒸劳热，低热久稽不解，多有晚间盗汗，汗出身凉，衣被尽湿，出现低温。③脉象：阴虚脉多沉弦，弦，或细数，或弦细数等。④舌象：阴虚的舌质多赤，或鲜红，或绛红，有裂纹（地图舌）、齿印，舌体瘦薄，舌苔多干燥，或干黄、少苔、无苔、光剥苔，或镜面舌。在临床上，章氏尤其重视舌象在辨证论治中的地位，认为舌象的变化，能够及时反映疾病的轻重和进退，并把阴虚的舌质表现分为四度。一度为舌质红而少津，有苔；二度为舌赤或鲜红少津，舌边有齿印，舌面有裂纹，少许苔；三度为舌绛红，无苔，裂纹满布（地图状），干燥无津，或舌体瘦瘪；四度为舌绛红如镜面，光剥暗紫如猪肝。用以说明阴虚之程度轻重，指导临床辨证用药，并判断疾病的愈后转归。

特殊规律是指五脏阴虚，临床出现的各种有关症状。①心阴虚：面色泛红，神昏谵语，心烦失眠，胸痛，有灼热感，心慌怔忡，惊悸不安，小便短赤，汗多，脉弦细或数，舌尖绛红少津。②肝阴虚：眩晕，头痛，两目发赤，干涩，急躁易怒，两胁痛，失眠多梦，耳鸣耳聋，五心烦热，面色妆红，口干咽燥，大便干燥，甚至秘结，脉弦有力或弦细，舌红，苔薄黄。③脾（胃）阴虚：口干唇燥，饥不欲食，干呕呃逆，胃脘嘈杂，皮肤干燥、不泽，发生瘀斑，口腔溃疡，口臭，齿龈肿痛，或消食善饥，渴喜冷饮，脉弦细数、无力，舌绛红，或光剥少苔。④肺阴虚：面色苍白，两颧潮红，潮热盗汗，皮肤干燥，咳嗽，音嘶，咯血，鼻干涕少，脉细数，舌红少苔。⑤肾阴虚：头昏耳鸣，遗精，崩漏，大便干结，面色晦暗，毛发脱落，齿色枯槁，四肢软弱，小便不利，脉沉细数，舌赤少苔。

2. 临床常用之滋阴疗法　滋阴疗法，就是指生津增液、补血，滋填精髓的治疗方法，是治疗阴虚证的方法。它是由《黄帝内经》“损者益之”“虚则补之”理论发展而来的。《素问·至真要大论》说：“诸寒之而热者，取之阴。”王冰说：

"壮水之主以制阳光。"都是滋阴的法则。在临床中，补阴并不仅仅是单纯补某一脏之阴，因五脏之阴往往是有联系的，如肝肾同源，心肾相交等，所以用药也是相互关联的。又由于阴虚不是孤立的，往往是阴损及阳而致阴阳两亏，或气阴两亏，而需阴阳同治，或气阴同治。另外，为了防止滋阴药物凝滞之弊，使之滋而不滞，常在补阴之同时，稍以温阳药辅助之，正如《景岳全书》所说："善补阴者，必于阳中求阴，以阴得阳升，而源泉不竭。"滋阴疗法的临床应用十分广泛，章氏根据中医理论，结合自己多年的经验，将滋阴疗法进行归纳，总结出临床常用滋阴二十法，具有很强的实用性，便于临床实际运用。

（1）滋阴解表法：由滋阴药与解表药组成，适用于素体阴虚，复感外邪之证，临床表现为头痛发热，微恶风寒，无汗或有汗不多，或咳嗽，心烦，口渴，咽干，舌赤，脉数。代表方为加减葳蕤汤，方中以玉竹滋阴润燥为主药，辅以葱白、淡豆豉、薄荷疏散外邪，佐以白薇清热和阴，桔梗宣肺止咳以祛痰，使以炙甘草、红枣甘润增液，以助玉竹滋阴润燥，并可调和诸药，以达发汗而不伤阴，滋阴而不留邪之功。

（2）滋阴清热法：由滋阴药与清热药组成，适用于阴虚发热之证，对于阴虚劳热，骨蒸潮热，盗汗，咳嗽，咯血，形体消瘦，脉细数舌红者有效。代表方如清骨散，方中银柴胡味甘性微寒，善退虚热而无苦泄之性为主药；知母、胡黄连、地骨皮善消虚热，而退有汗骨蒸，清之于内，青蒿、秦艽可治无汗骨蒸，透之于外，均为辅药；佐鳖甲之咸寒，既滋阴潜阳，又引药入里，为治虚热之常用药；使以少量甘草，调和诸药，共成滋阴退热除蒸之效。

（3）滋阴利湿法：适用于邪热伤阴，水热互结，而致小便不利证，表现发热，口渴欲饮，小便不利，或有咳嗽，作呕，恶心，心烦不得卧等。代表方有猪苓汤，方中以猪苓、茯苓、泽泻渗利小便，滑石清热通淋，阿胶滋阴清热，五药合用，利水而不伤阴，滋阴而不恋邪，使水气去，邪热清，阴液复，诸证自除。

（4）滋阴熄风法：该法是以滋阴为主，消除因阴虚而动风之证的方法，如在温病后期，热伤真阴，表现为身热不甚，但羁留不退，手足心热，面红，虚烦不眠，咽干口燥，心慌神倦，手足蠕动，循衣摸床，或抽搐不宁，舌干绛少苔，脉细数。代表方为大定风珠，方中鸡子黄、阿胶滋阴养液以熄内风为主药；辅以地黄、麦冬、白芍滋阴柔肝，龟板、鳖甲育阴潜阳；炙甘草、五味子酸甘化阴，且以安中，麻仁养阴润燥，均为佐使，共成滋阴填精，柔肝熄风之剂。

（5）滋阴润燥法：是治疗燥热之邪，灼伤肺胃津液的方法，症见咽干口渴，午后身热，或干咳少痰，舌红，脉细数。代表方如沙参麦冬饮，方中桑叶轻宣肺燥，沙参、麦冬、花粉、玉竹养阴润肺，益胃生津，扁豆健脾化湿，甘草调和诸药，共成清养肺胃、生津润燥之剂。

（6）滋阴清火法：是直折相火过旺的方法，相火过旺表现为强中，遗精，心烦，失眠，口咽干燥，口舌糜烂，目赤耳鸣，舌红，脉细数。代表方为知柏地黄汤，该方用六味地黄丸滋补肾阴，配知母、黄柏以泻相火，共成滋阴降火之剂。

（7）滋阴生津法：是用甘寒养阴药治疗肺胃津液耗伤的方法。温热病里热过盛，耗伤肺胃津液，口中燥渴，不思饮食，或食物难咽，脉数，舌红，苔黄等。代表方为五汁饮，该方用梨汁、荸荠汁、鲜芦根汁、麦冬汁、藕汁滋养肺胃之津。

（8）滋阴清营法：是清除热性病营分热邪的方法。热邪入于营分，以高热烦躁为主，伴神昏谵语，夜寐不安，舌绛而干，脉细数。代表方为清营汤，方用犀角咸寒清解营分之热毒，为主药；生地、玄参、麦冬甘寒清热养阴，共为辅药；佐以黄连、竹叶、连翘、银花清心解毒，并透热于外，丹皮清热凉血，并能活血散瘀。诸药合用，共成清营解毒、透热养阴之剂。

（9）滋阴凉血法：是清除血分热邪的方法，适用于热性病，热迫血分，血热妄行，出现斑疹，衄血，便血，舌色紫绛，脉细数之症。代表方如犀角地黄汤，方中犀角清营凉血，清热解毒，为主药；生地养阴清热凉血，协助犀角清解血分热毒，并能养阴，以治热邪伤阴，为辅药；赤芍、丹皮清热凉血、活血散瘀，既能增强凉血之力，又可防止瘀血停滞。四药合用，清热之中兼以养阴，使热清血宁而无耗血之虑，凉血之中兼以散瘀，使血止而无留瘀之弊，共成养阴清热、凉血散瘀之剂。

（10）滋阴通络法：是治疗阴虚痹痛之方法，适用于关节疼痛隐隐，得凉则舒，得热痛甚，皮肤干燥，口渴咽干，脉细数，舌红。代表方为经验方滋阴养液汤，该方由玄参、生地、麦冬、石斛滋阴养液，桑枝、钩藤、草决明、海桐皮舒经通络，狗脊、杜仲补肾填精，当归、牛膝活血养血，共成滋阴通络之剂。

（11）滋阴补心法：是治疗心阴虚的方法，适用于心悸，失眠，心烦易怒，五心烦热，健忘，舌红少苔，脉细数。代表方如补心汤（天王补心丹），方中生地清热滋阴为主药；

玄参、天冬、麦冬协助生地加强滋阴清热之力，丹参、当归补血养心，使心血足而神自安，党参、茯苓益心气而安心神；柏子仁、远志宁心安神，更用五味子、酸枣仁以敛心气的耗散，并能安神；桔梗载药上行。诸药合用，共成养阴补心安神之剂。

（12）滋阴疏肝法：是滋阴药与疏肝药合用，使肝气和畅的方法。肝肾阴虚，气滞不行，表现为胸胁窜痛，腹胀，头晕，睡眠不安，多梦，咽喉干燥，脉弦细，舌红少津。代表方为一贯煎，该方以生地为主药，滋阴养血以补肝肾；辅以沙参、麦冬、当归、枸杞益阴而柔肝；更配以少许川楝子疏泄肝气，而成养阴疏肝之剂。在临床上，章氏喜在原方基础上加郁金以助川楝子疏肝理气，加白芍以增养阴柔肝之力，并取名为“加味一贯煎”。

（13）滋阴柔肝法：是治疗肝阴虚（肝血不足）的方法。肝阴虚表现为视力减退，两目干涩，夜盲，头晕，耳鸣，爪甲色淡，夜寐多梦，口干少津，脉细数，舌淡红，苔薄黄。代表方如补肝汤，该方以四物汤养血柔肝，配以酸甘化阴的枣仁、木瓜、麦冬、甘草以滋养肝阴，共收滋阴柔肝之功。

（14）滋阴平肝法：是治疗阴虚而肝阳上亢的方法。肝阴虚，或肾阴虚都能表现为肝阳上亢，头晕头痛，耳鸣耳聋，心烦易怒，面部烘热，失眠多梦，口咽干燥，脉弦细，舌红苔黄。代表方为经验方资生清阳汤，方中天麻、钩藤、石决明平肝潜阳，桑叶、丹皮、杭菊清泄肝热，竹柴胡、薄荷疏泄肝气，生地、石斛、白芍滋阴补肾，甘草调和诸药，共成滋阴补肾，平肝潜阳之剂。

（15）滋养肝肾法：是用滋肾药以润养肝阴，即滋水涵木法。此法多用于肾阴亏，肝木旺的证候，如头目眩晕，眼干发涩，耳鸣，口干，五心烦热，腰膝酸软，遗精，白带，月经不调，脉弦细，舌红，苔少。代表方为杞菊地黄汤，该方用六味滋补肾阴，加枸杞、杭菊以滋养肝肾、清肝明目，共成滋补肝肾之阴之剂。

（16）滋阴养胃法：是治疗胃阴不足的方法。胃阴虚表现为胃中灼痛，或胃中不舒，易饥或不易饥，大便燥结，口咽干燥，舌红少苔，脉细数。代表方为益胃汤，该方以沙参、生地、麦冬、玉竹滋养胃阴。章氏宗益胃汤之义，在上方基础上加玄参、花粉、白芍、山药以加强养阴之力，并少加木香、砂仁行气和胃，以防滋腻碍胃之弊，取名为香砂益胃汤，治疗阴虚胃痛，其效甚佳。

（17）滋阴润肠法：即润便缓下，老年人和妇女血虚，大便燥结难行，舌红苔少，脉沉细无力。代表方如麻仁丸，方中麻子仁润肠通便，杏仁降气润肠，芍药养阴和里，佐枳实破结，厚朴除满，大黄通下，合用而有润肠、通便、缓下之功。

（18）滋阴补肺法：是肺肾两补的治法。肺肾阴虚之证象是咳嗽，气上逆，动则气喘，咯血，声嘶，午后低热，盗汗，遗精，腰酸腿软，口干，身体消瘦，舌红，脉细数。药用熟地以滋阴清热；当归、芍药养血和阴，贝母、桔梗清肺化痰止咳；甘草协调诸药，并合桔梗以利咽喉。合而用之，使阴液充足，肺肾得养。

（19）滋阴清肺法：是治疗阴虚肺热的方法。临床表现为发热，咳嗽，痰血，咽喉干燥疼痛，舌红少苔，脉细数。代表方如养阴清肺汤，方中生地、玄参养阴润燥，清肺解毒；辅以麦冬、白芍助生地、玄参养阴清肺而润燥，丹皮助生地、玄参凉血解毒而消痈肿；佐以贝母润肺止咳，清化热痰，薄荷宣肺利咽；使以生甘草泻火解毒，共成养阴清肺解毒之剂。

（20）滋阴补肾法：是治疗肾阴亏虚的方法。肾阴不足表现为腰酸，遗精，口燥，盗汗，四肢酸软，头目眩晕，牙齿动摇，耳鸣耳聋，消渴，舌燥咽痛，脉沉数，舌红少苔。代表方为六味地黄汤，该方以熟地滋阴填精为主，辅以枣皮养肝肾而涩精，山药补益脾阴而固精，又配茯苓淡渗脾湿，泽泻清泄肾火，丹皮清泻肝火，共收滋阴补肾之功。

滋阴疗法在阴虚发热中的运用

阴虚发热属于内伤发热的范畴，其发热多以低热为主，仅有少数患者体温超过38℃，并且起病徐缓，有的午后发热，即所谓“潮热”“日晡潮热”，亦有整日发热者，称为“虚热”。中医学认为本病或由禀赋阴虚，或由温病、热证经久不愈，以及久泻伤阴，或因服温燥药过多，导致阴液亏损，不能制火，阳气相对偏胜，从而引起发热。另外，如五志化火伤阴，脾胃虚弱不能腐熟水谷，生化无源，亦可导致阴血虚少，而致阴虚发热。即《素问·逆调论》所指出的：“阴气少而阳气胜，故热而烦满也。”其主要临床表现有午后或夜间潮热，或手足心发热，或骨蒸颧红，心烦盗汗，失眠多梦，口咽干燥，大便干结，尿少色黄，脉象多细数，舌质红而干，或有裂纹，无苔或少苔。治拟滋阴清热为法，方用清骨散加味。若阴虚较甚，可加玄参、生地、首乌等以加强其滋阴之力；失眠可加枣仁、柏子仁、夜交藤以养心安神；盗汗可加生牡蛎、浮小麦、糯稻根以固表敛汗；若兼见少气懒言等气虚之象，可酌加黄芪等以益气养阴。

附验案一则

司某，女，18 岁，1997 年 10 月 14 日初诊。近半年来反复发热不退，体温多在 37.5℃左右，在市某医院作各项检查，均未发现异常，疑为胶原性疾病，给予激素治疗后体温下降，然停用激素后，低热又作，遂改服中药治疗。目前，患者身体消瘦，微口干，食纳尚可，二便调，午后低热，多在 37.4℃～37.8℃，诊其脉沉细，舌红，苔薄白。辨为禀赋不足，加之学习紧张劳累，耗阴伤血，阴液不足，不能制火，从而引起发热。治拟育阴清热为法，处方：青蒿 10g，鳖甲 10g，生地 15g，知母 10g，丹皮 10g，黄芪 15g，秦艽 10g，地骨皮 10g，白薇 10g，玉竹 15g，沙参 15g，黄柏 10g。上方或加生龙骨 30g，生牡蛎 30g，或加银柴胡 10g，芦根 20g，连续治疗 3 个月后，患者体温即恢复正常，经一年多随访，低热再未发作。

滋阴疗法在眩晕证中的运用

眩是目眩，晕是头晕，二者常同时并见，故统称为眩晕。轻者闭目即止，重则如坐车船，旋转不定，不能站立，或伴有恶心呕吐，汗出，甚则昏倒等症状。现代医学内耳性眩晕，脑动脉硬化，贫血，颈椎病等许多疾病，均见此症。

本病病因，历代医家各有立论，如《黄帝内经》认为："诸风掉眩，皆属于肝。""髓海不足"，"上气不足"。刘河间认为是风火所致，朱丹溪则偏主于痰，张景岳则认为"无虚不作眩，当以治虚为主"等。章氏认为这些理论，是从各个不同角度来阐发眩晕的病因病理，除丹溪主痰外，其他几乎都与阴虚、血虚有关，如阴虚则肝风内动，血少则脑失濡养，精亏则髓海不足，故章氏提出，眩晕多因于肝肾阴虚，或心脾不足（气血亏虚）所致。因此，眩晕之临床辨证治疗，一般应先辨其标本、虚实。本虚即肝肾不足，心脾亏虚，标实则以风（肝风）、火、痰为主。肝肾阴虚临床表现为眩晕持续发作，每因劳动繁忙而加剧，面红耳赤，急躁易怒，少寐多梦，口苦口干，脉弦等，治拟滋养肝肾，方用杞菊地黄汤，或滋肾养肝汤（章氏经验方：女贞子、旱莲草、熟地、当归、白芍、玄参、麦冬、白蒺藜、杜仲、生龙骨、生牡蛎、草决明）治疗。心脾不足临床表现为时有眩晕，面色苍白，发色不泽，爪甲不华，心悸少寐，神疲乏力，少气懒言，脉细弱，舌淡红，治宜补益心脾，方用归脾汤化裁。

附验案一则

郑某，女，78岁，1998年2月28日初诊，反复眩晕5天，发则站立不稳，无恶心呕吐，无耳鸣，口干喜饮，纳食一般，睡眠欠安，二便调，诊其脉弦细，舌暗红，苔薄黄，测血压14/12kPa。辨证：患者年事已高，肾水不足，不能涵养肝木，肝肾阴虚，脑失所养，故而眩晕阵作。治拟滋养肝肾为法，方用滋肾养肝汤加味。处方：女贞子15g，旱莲草15g，熟地15g，当归10g，白芍10g，天麻10g，枸杞10g，麦冬10g，生龙牡各30g，草决明30g，杜仲10g，白蒺藜10g，7剂。二诊：服药后眩晕有所减轻，但体位改变时，仍有目眩，行动欠稳，口干减轻，食纳尚可，二便调，脉弦细，舌暗红，苔薄黄，血压18.6/10kPa，药已中病，继服原方7剂。三诊：晨起眩晕仍时有发作，但程度明显减轻，纳食正常，二便调，脉弦细，舌暗红，苔薄黄，仍守原法，前方去麦冬，加首乌15g，玄参15g，7剂。四诊：眩晕基本消失，一般感觉尚可，脉弦细，舌暗红，苔薄白，乃拟肝肾膏、杞菊地黄丸调理善后，巩固疗效。

滋阴疗法在冠心病治疗中的运用

冠心病是指冠状动脉因发生了粥样硬化而产生了管腔狭窄，或闭塞，导致心肌缺血、缺氧而引起的心脏病。根据其临床表现而分属中医胸痹、心悸、怔忡等证。章氏认为本病病位在心，但其发病机理与肺、脾、肝、肾诸脏的盛衰有密切关系，在五脏病变的同时，所产生的痰浊、瘀血、气结、寒凝等病理产物，又是诱发冠心病的内在因素。在临床上，章氏常按胸阳不振、心血瘀阻、痰湿内阻、肝肾阴虚四种类型辨证施治，而以胸阳不振、肝肾阴虚最为常见。肝肾阴虚型表现为心前区隐隐作痛，心悸不宁，心动过速，睡眠不安，目涩口干，舌麻肢麻，脉细数无力或结代，舌红，少苔，治疗须滋肾水以涵肝木，育肾阴以济心火，方用三子养阴汤（经验方：女贞子、沙苑子、枸杞子、生地、杭菊、黄连、枣仁、柏子仁）加味，若心痛甚加失笑散、金铃子散以通络化瘀止痛，如心动悸甚，则加琥珀、辰砂，以镇心宁神。

附验案一则

陈某，女，56岁，1998年1月31日就诊，近两年来反复发作心悸，胸闷不舒，活动后明显加剧，曾在市某医院作踏车试验阳性，诊断为冠心病。就诊时心悸不舒，胸闷气短，睡眠欠安，口干喜饮，性情急躁，纳食尚可，二便调，诊其脉沉细，舌暗红，苔薄白。辨证：多年来劳累伤肾，肾水不足，水不涵木，肝肾阴虚，不能上济心火，心失所养，故而心悸时作。治拟养阴补心为法，方用三子养阴汤加味。

处方：女贞子15g，沙苑子15g，枸杞子10g，生地15g，杭菊10g，炒黄连6g，枣仁10g，远志6g，生龙牡各30g，麦冬10g，五味子8g，柏子仁10克。二诊：服上方5剂，心悸胸闷明显减轻，睡眠稍好转，纳食尚可，二便调，脉沉细，舌暗红苔薄黄，药已中病，守前方再进5剂。三诊：心悸未作，微胸闷，口干喜饮，睡眠欠安，纳食尚可，二便调，脉沉细，舌暗红，苔薄黄，原方去远志，加南北沙参各15g，夜交藤10g，7剂。四诊：药后心悸胸闷未作，微口干，睡眠时欠安，脉弦细，舌暗红，苔薄白，病已大有改善，仍拟原方调理，以巩固疗效。

滋阴疗法在高血压病中的运用

高血压病，又称为原发性高血压病，是以动脉血压升高，尤其是舒张压持续升高为特点的全身性、慢性血管疾病，根据其临床表现，可归属于中医学眩晕、头痛等证的范畴。中医理论认为，本病的发生常与情志失调、饮食不节、内伤虚损等因素有关，故在临床上多将其分为阴虚阳亢型、痰湿型、肝火亢盛型等多型治疗。章氏认为本病之主要病因是肾水不足，水不涵木，肝阳偏亢，肝肾阴虚，而致上盛下虚之证。在治疗上，常分三种证型用药。

1. 偏于阴虚血少者，以头昏眩晕为主症，伴心慌，失眠多梦，腰痛，四肢麻木，脉弦细，舌红，苔薄黄。治拟育阴平肝，方用天麻钩藤饮加味。

2. 偏于阴虚阳亢者，以头痛、面赤、口苦、心烦易怒、耳鸣、脉弦数、舌赤、苔黄为主要临床表现。治宜滋阴清阳法，章氏常用经验方资生清阳汤（桑叶、丹皮、竹柴胡、钩藤、石斛、杭菊、天麻、白芍、白蒺藜、生地、石决明、薄荷、甘草）治之。

3. 偏于阴虚风动者，以眩晕、肢麻、头面发麻、舌麻、颜面及四肢抽动、脉弦细、舌红、苔黄腻为主症，甚至出现中风、半身不遂现象。治拟镇肝熄风，宜用镇肝熄风汤治之。

附验案一则

刘某，男，62岁，1995年11月12日就诊。有多年高血压病史，近二年反复头胀，头痛不舒，每逢劳累则易作，心烦，面赤，口干口苦，睡眠多梦，时有胸闷，心慌，大便干结，脉弦数有力，舌赤，苔黄。辨证：由于操劳伤肾，肾水不足，不能涵养肝木，肝阳上亢，而成阴虚阳亢之证。治疗拟育阴清阳为法，方用资生清阳汤加减。处方：桑叶10g，丹皮10g，竹柴胡8g，玄参15g，白芍10g，白蒺藜10g，钩藤10g，石斛10g，杭菊10g，草决明30g，珍珠母30g，生地10g。二诊：服上方7剂后，头痛明显减轻，面赤目赤消失，仍睡眠多梦，二便调，脉弦细，舌红，苔薄黄，测血压22/16kPa，按前方去玄参、珍珠母，加天麻10g，沙苑子15g，青葙子15g，7剂。三诊：服药后，头已不痛，微头胀，睡眠多梦，脉弦细，舌红，苔薄黄，血压16/12kPa，仍守前方加减，处方：桑叶10g，丹皮10g，白芍10g，白蒺藜10g，钩藤10g，石斛10g，杭菊10g，草决明30g，生地10g，天麻10g，沙苑子15g，青葙子15g，夜交藤10g，7剂。四诊：头痛、头胀消失，睡眠较安，脉弦细，舌暗红，苔薄黄，血压16/12kPa，诸症已除，乃继服前方7剂，以巩固疗效。

滋阴疗法在胃脘痛中的运用

胃脘痛是以胃脘部经常疼痛为主要临床表现之病证，多见于现代医学急慢性胃炎、胃及十二指肠溃疡、胃癌、胃神经官能症等病。中医学认为，本证多与寒邪、食滞、气滞、郁热、阴虚、脾胃虚弱、血瘀等因素有关。滋阴疗法主要用于治疗胃阴不足所致之胃脘痛，即阴虚胃痛，其临床表现为胃脘部隐隐作痛，或有剧痛，其痛如割，皮肤干燥，脉细数，舌红，苔少，治宜用养阴益胃为法，章氏根据仲景麦门冬汤、叶天士养胃方，以及吴鞠通益胃汤之义，自订香砂益胃汤用于临床，该方补而不腻，行而不滞，润而不凉，通而不秘，临床运用每获良效。

附验案一则

李某，女，59岁，1994年3月17日初诊。近半年来，反复胃脘部疼痛，曾在我市某医院作胃镜提示：慢性浅表萎缩性胃炎。经治疗症状无明显改善，现仍感胃脘疼痛隐隐而作，腹胀，口干口苦，不欲饮食，神疲，大便偏干，诊其脉沉细，舌质暗红，苔薄黄。辨证：食滞中焦，郁而化热，耗伤胃津，胃阴不足，胃络失养，故胃痛隐隐而作。治拟养阴益胃为法，方用香砂益胃汤加味。处方：木香10g，砂仁6g，沙参15g，麦冬10g，玉竹15g，花粉10g，白芍10g，生地10g，石斛10g，玄参10g，佛手10g，香橼皮10g，7剂。二诊：服药后，胃脘痛明显减轻，纳食增加，大便正常，脉沉细，舌暗红，苔薄黄，药已中病，效不更方，故以前方再进7剂。三诊：胃痛未作，纳可，仍口干，时腹胀，脉沉细，舌暗红，苔薄白，仍守前方加减。处方：木香10g，砂仁 6g，沙参 15g，麦冬 10g，玉竹 15g，花粉 10g，山药 15g，生地 10g，石斛 10g，玄参 15g，香橼皮 10g，鸡内金 10g，7 剂。四诊：胃痛未作，纳食尚可，微腹胀，二便调，脉沉细，舌暗红，苔薄白，继服前方 7 剂。五诊：经一月治疗，现胃脘不痛，一般感觉尚可，乃宗原法、原方之义，改作丸药坚持服用，以巩固疗效。

滋阴疗法在慢性肝病中的运用

慢性肝病包括慢性肝炎，以及各种原因所引起的肝硬化等病证。章氏认为，肝病早期多见两胁痛、胸脘闷胀等肝气郁结之证，有的还并有肝胆湿热等现象，而慢性肝病，则多为肝肾阴虚之象，这是因为肝主疏泄，喜条达，肝病时迁延日久，肝郁化火生热伤阴，或服疏肝理气之药过多，阴津暗耗，肾水不足，水亏不能涵养肝木，而为肝肾阴虚之证，其临床表现为两胁隐痛，皮肤干燥，头昏，面色黧黑或不泽，口干而渴，大便秘结，饮食尚可，睡眠差，脉弦细或数，舌赤或暗红，苔薄黄。治拟养阴疏肝为法，章氏喜用加味一贯煎治疗，若兼瘀阻，可加丹参、鳖甲以软坚化瘀。

附验案一则

曹某，男，53 岁，1997 年 1 月 22 日就诊。发现患“乙肝”已三年余，近二年开始出现肝功能不良，并伴有肝区隐痛，劳累后加剧，曾间断服中、西药治疗，效不明显。现仍感肝区隐痛，口干口苦，神疲乏力，睡眠欠安，纳可，大便偏干，脉弦细，舌暗红，苔薄黄。查乙肝五项：HBsAg（+），HBeAg（+），HBcAg（+）。肝功能检查：GPT232 单位。辨证：病毒内侵，肝失疏泄，肝郁气滞，日久化热，灼伤阴液，故见阴虚肝郁之证。治拟养阴疏肝，方用加味一贯煎加味。处方：沙参 15g，麦冬 10g，当归 10g，白芍 10g，郁金 10g，川楝子 10g，生地 15g，枸杞 10g，丹参 10g，木香 10g，白蒺藜 10g，山楂 10g，7 剂。二诊：仍感肝区隐痛，微恶心，纳呆，口干口苦，二便调，脉弦细，舌暗红，苔薄黄。拟前方去木香，加黄芪 15g，五味子 8g，丹皮 10g，7 剂。三诊：上方连服 20 余剂，肝区隐痛减轻，微口苦，精神转佳，纳食增加，睡眠欠安，二便调，脉弦细，舌暗红，苔薄黄，仍拟养阴疏肝为法。处方：生地 10g，沙参 15g，当归 10g，枸杞 10g，麦冬 10g，川楝子 10g，郁金 10g，白芍 10g，黄芪 15g，五味子 10g，内金 10g，砂仁 6g，丹皮 10g，贯众 10g，再进两周。四诊：劳累后肝区时有隐痛，纳食增加，精神尚可，二便调，脉弦细，舌暗红，苔薄黄，病已向愈，原方再进。五诊：肝区时有隐痛不适，纳可，精神一般，二便调，脉弦细，舌暗红，苔薄黄，复查肝功能恢复正常，乙肝五项如前。经近两月治疗，病情已大有改善，嘱继续治疗，以期最后康复。

滋阴疗法在痹证中的运用

痹证是指气血为病邪闭阻而引起的病证。凡人体肌表、经络遭受风寒湿邪侵袭后，使气血运行不畅，引起筋骨、肌肉、关节等处的疼痛、酸楚、重着、麻木和关节肿大，屈伸不利等症，均称为痹证。中医学认为，痹证多由风寒湿热外袭而成，如《素问·痹论》指出，“风寒湿三气杂至，合而为痹也”等。然由于痹证多病势缠绵，迁延难愈，或因风寒湿热郁久化热，耗伤阴液，或服温燥辛散之药过多，使阴气受损，或素体阴虚等。临床阴（血）虚痹证也屡见不鲜，正如张景岳所说："诸痹者，皆在阴分，亦总是由真阴衰弱，精血亏虚，故三气得以乘之，而为诸证。"所以，在治疗上，他强调"最宜峻补真阴，使血气流行则寒邪随去，若过用风湿痰滞等药，而再伤阴气，必反增其病矣"。因此，章氏在临床中除风寒湿痹外，又根据临床实际，提出血虚痹证及阴虚痹证二型证治。

血虚痹证：表现为全身痹痛，此起彼伏，四肢酸软无力，形体消瘦，肌肤不泽，神疲纳呆，脉沉细，舌淡红，苔薄白。治拟养血通痹，章氏自立四物五藤汤（熟地、当归、赤芍、川芎、鸡血藤、络石藤、海风藤、夜交藤、活血藤）治之。

阴虚痹证：多见于各种痹证，久治不愈，迁延数日，或体质阴虚，形体消瘦，关节肌肉疼痛或麻木，五心烦热，口干喜饮，睡不安寐，脉弦数或细数，舌赤，苔少。治拟滋阴通络，章氏喜用经验方滋阴养液汤治之。

附验案一则

陈某，女，53岁，1992年10月17日就诊。近十余年来，反复发作四肢关节疼痛，曾多次查血沉、抗"O"均正常，类风湿因子阴性，起初服祛风湿药及贴风湿膏后，疼痛可缓解，近二月来关节疼痛又作，在市某医院就诊，医生用温经通络、化瘀通络等法皆无效，遂转来我处就诊。就诊时四肢关节疼痛隐隐，无明显红肿，伴失眠，口干喜饮，纳呆，诊其脉细数，舌赤，苔干黄。章氏分析该患者病程已近十余年，且长期服用温燥药品，化燥伤阴，诊断为阴虚热痹。治拟养阴通络止痛，处方：生地15g，玄参15g，麦冬10g，钩藤10g，桑枝30g，石斛10g，牛膝10g，狗脊10g，草决明30g，杜仲10g，海桐皮10g，威灵仙10g。上方服5剂后，疼痛即大为减轻，遂嘱原方继服。15剂后，关节疼痛缓解，睡眠安静，精神好转，脉转和缓，舌淡红，苔薄白，遂按原方去海桐皮、威灵仙，加络石藤10g，继服7剂，以巩固疗效。

滋阴疗法在汗证中的运用

汗证是指阴阳失调，营卫不和，腠理开阖不利而引起汗液外泄的病证。中医理论认为，本病大都与肺卫不固，阳气亏虚，阴虚火旺，湿热熏蒸等因素有关，并根据其临床表现将其分为自汗、盗汗。滋阴疗法主要用于治疗阴虚盗汗证。盗汗往往是病久伤阴，虚火内生，心液被扰不能内藏，外泄则为盗汗。章氏认为，不论自汗、盗汗均与表虚有关，阳虚自汗因为表虚，阴虚盗汗，亦为表虚。因卫表不固，汗液自然冒出，不过内因不同，而汗出方式不同耳，故章氏常将盗汗分为阴虚火旺及阴虚卫外失固两型治疗。

阴虚火旺：表现为盗汗常出，皮肤干燥，口干烦热，脉细数，舌赤，苔薄黄。治宜养阴清热敛汗，方用当归六黄汤。

阴虚卫外不固：表现为盗汗津津而出，汗出怯寒畏风，肤色失泽，脉细弱，舌淡红，苔薄白或苔薄黄。治宜养阴固表，宜用牡蛎散、柏子仁丸化裁。

附验案一则

何某，女，40岁，1990年3月30日就诊。诉二月前，因感冒服大量感冒药后，周身大汗出，虽感冒治愈，然即开始出现夜间盗汗，严重时甚至衣被尽湿，恶风，口干喜饮，五心烦热，神疲乏力，纳可，二便调，在市某医院作多项检查未见异常，转求中药治疗。诊其脉沉细，舌红，苔薄白。辨证：因感冒后发汗太过，耗伤阴液，阴液不足，虚火内生，迫液外泄，故盗汗时作。治拟滋阴敛汗，方用当归六黄汤加减。处方：生熟地各15g，当归10g，黄连6g，黄柏10g，黄芪15g，浮小麦30g，生牡蛎20g，防风10g，白术10g，金樱子10g，芡实10g，5剂。二诊：服上方后盗汗即大有减少，仍口干喜饮，五心烦热，二便调，脉沉细，舌暗红，苔薄白，仍宗前方去黄连、黄芪，加知母10g，地骨皮15g，5剂。三诊：盗汗已止，口干减轻，手足心发热感也明显减轻，舌脉如前，乃仍按前方继服5剂，以巩固疗效。

滋阴疗法在消渴证中的运用

消渴之名，首见于《内经》。《灵枢·五变》篇说：“五脏皆柔弱者，善病消瘅。”中医学认为，本证主要由素体阴虚，复因饮食不节，情志失调，劳欲过度而作，其病机在于燥热偏盛，阴津亏耗，而以阴虚为本，燥热为标。历代医家，根据消渴的多饮、多食、多尿三个主症，分为上、中、下三消，分而治之。主张上消用消渴方、玉泉丸、白虎加人参汤，中消用调胃承气汤，下消用六味地黄丸或金匮肾气丸。如程钟龄说：“治上消者，宜润其肺，并清其胃。治中消者，宜清其胃，兼滋其肾。治下消者，宜滋其肾，兼补其肺。”章氏根据多年经验，认为消渴患者，三消症状基本悉俱，不过此重彼轻，此多彼少而已，故自制气阴固本汤，统治三消。该方重用黄芪配葛根升阳益气，佐以生熟地、山药、麦冬、地骨皮、花粉大剂养阴之品，既有升散之力，能使津液上升而止渴，又有养阴清热润燥之功，配苍术助山药养脾阴而敛脾精，更有五味子、枣皮酸甘化阴以配阳，云苓、牡蛎、五倍子敛精固肾而潜阳，共成益气养阴之剂。临床应用，疗效颇佳。

附验案一则

曹某，女，58岁，1987年9月24日初诊。二月前开始感到口干喜饮，消谷善饥，到市某医院检查，诊断为糖尿病。遂服达美康等药治疗，服药后口干减轻，然血糖仍高，遂转求中药治疗。现仍微口干，头昏，神疲乏力，夜寐欠安，脉沉细，舌暗淡，苔薄黄，查空腹血糖14.3mmol/L，尿糖（++）。辨证：燥热伤阴，阴津亏虚，久则耗损原气，气阴两虚。治拟益气养阴，方用气阴固本汤加减。处方：生熟地各15g，黄芪20g，山药20g，苍术10g，黄精15g，地骨皮10g，石斛10g，麦冬10g，玉竹15g，党参10g，天花粉10g，陈皮10g，7剂。二诊：服药后，仍微口干，精神稍觉好转，时有饥饿感，脉沉细，舌质暗淡，苔薄黄，仍守前方继服7剂。三诊：口干时作，饥饿感未作，精神好转，时感头昏，舌脉同前，仍拟益气养阴为法。处方：黄芪20g，生熟地各15g，山药20g，苍术15g，黄精15g，地骨皮10g，石斛10g，花粉10g，沙参15g，乌梅10g，生牡蛎20g，麦冬10g。三诊：上方连服3周，口干不明显，偶有饥饿感，精神尚可，脉沉细，舌暗淡，苔薄白，仍按原方再进。四诊：上方连续服用两月余，患者口不干，精神尚可，二便调，复查血、尿糖均恢复正常，乃给予消糖止渴丸继服，以巩固疗效。

滋阴疗法在甲亢病中的运用

甲亢是常见之内分泌疾患，为甲状腺分泌甲状腺素过多所致，属于中医“瘿气”的范畴。其主要临床表现为甲状腺肿大，心悸，出汗，体重减轻，手颤，情绪易激动及眼球突出等。本病的发生多因情志不遂，肝郁化火，或素体阴虚，肝失濡养，心肝之火妄动所致。正如《医学入门·瘿瘤》所描述的：“瘿气，今之所谓瘿囊者是也，由忧虑所生。忧虑伤心，心阴虚损，表现心悸失眠，多汗，舌光红。七情不遂，则肝郁不达，郁久化火化风，表现性情急躁，眼球突出，面颈升火，脉弦，震颤，肝火旺盛，灼伤胃阴，阴伤则热，热则消谷善饥。若肝旺犯脾，脾失运化，则大便溏泄，消瘦疲乏。”章氏根据本证阴虚，水不济火，肝郁火旺之主要病机特点，自立消瘿制亢汤治之，临床运用颇有效果。该方以玄参、生地、麦冬滋阴养液，海藻、昆布、浮海石、夏枯草清热化火，软坚散结，辅以生牡蛎既可平肝潜阳，又可增强软坚散结之力，再加上乌贼骨、黄药子、土贝母消瘿散结，青皮疏肝理气，共奏滋水养肝、育阴软坚之功。

附验案一则

柴某，女，35岁，1996年11月16日初诊，半年前因患“甲亢”在市某医院行手术治疗，然近二月来，病又复发，该院建议再作手术，因不愿再作手术，故转用中药治疗。就诊时诉心悸心慌，五心烦热，性情急躁，睡不安寐，消瘦，纳可，二便调，诊其脉弦数，苔薄黄，颈前可见明显瘿瘤，手颤，眼球突出。辨证属肾水不足，不能滋养肝木，肝阳上亢。治拟育阴调肝，软坚散结。处方：生地15g，玄参 15g，麦冬 10g，海藻 10g，昆布 10g，浮海石 10g，海螵蛸 10g，生牡蛎 20g，土贝母 10g，黄药子 10g，郁金 10g。以上方为基础，略有增损，如心慌甚，加沙参 15g，五味子 8g，枣仁 10g；若口干口苦，加丹皮 10g，山栀 10g；汗多则加生龙骨 20g，浮小麦 30g，糯稻根 10g 等。前后共治疗半年余，症状消失，突眼亦有所减轻，但瘿瘤如前大小，乃嘱患者注意情绪，继续服药治疗，以巩固疗效。

滋阴疗法与有关问题

1. 关于滋阴与补液问题 中医“滋阴法”与现代医学“补液法”（包括血液、糖、氯化纳等）有无共同之处，章氏在临床中作了一些观察。例如，高热患者有汗出，口渴思饮，脉洪数，舌绛红少苔或黄苔，少津等症，属热甚耗津伤阴，急宜清热滋阴生津，此时如不用中药，而用“补液法”纠正电解质失调，补液后，高热很快下降，而汗出、口渴也有所改善，绛红少津的舌质和黄苔也转为淡而有津，严重出血和贫血患者给予输血后，其病情很快恢复，说明补液与滋阴虽不能完全等同，但有相同之处。可是，在某些阴虚患者身上，补液则无多大作用，例如，心阴虚的患者，心悸、失眠、心慌、情绪急躁、易怒，此时必须使用滋阴养心的方药，如补心丹、生脉饮之类，方能阴复烦除，心安能眠，补液法与之相比则远莫能及。又如肝肾阴虚患者，表现头昏、眩晕、腰痛、遗精、失眠、健忘、脱发等，则必须用滋养肝肾方药，如二至丸、杞菊地黄丸等，方能阴复证除。而用补液法则完全无济于事。因此，补液虽寓有滋阴之义，但决不等于滋阴，更不能代替滋阴。同样，在紧急用药的情况下，滋阴也不能代替补液。

2. 关于滋阴与补阳相互关系问题 章氏认为滋阴药与补阳药原则上是有区别的，因而辨证时阳虚则补阳，阴虚则滋阴。可是临床上往往有阴阳俱虚，气阴两亏，或气血两虚等证。此时滋阴和补阳需要同时并举，即阴阳两补，气阴两补，气血两补。因阴与阳、气与血是密不可分的对立统一体，孤阳则不生，独阴则不长，阴平阳秘，精神乃治，气无血则不生，血无气则不长，气为血帅，血为气母，说明了阴阳互根，气血并存的规律，因而在临床上用补阳药时要照顾到滋阴，用滋阴药的同时也要照顾到益气，如左归丸中有鹿胶，右归丸中有熟地，当归补血汤中重用黄芪等，这样阳药中有阴药，阴药中有阳药，在疗效上自然相得益彰。

3. 关于滋阴法使用禁忌问题 一般来说，使用滋阴药是没有什么禁忌的，但在胃纳不佳的情况下，应特别慎用滋阴药。前贤曾有阴药碍胃之说。在脾阳不振，运化失职的情况下使用滋阴药的确碍胃，并可使胃纳呆滞，食欲不振。但如果在胃阴不足的前提条件下，出现食欲不振，此时用滋阴养胃药又是最恰当的，因大量滋阴药可使食欲恢复，胃纳旺盛。不过在阳虚阴盛或寒湿之邪浸淫的情况下，滋阴药确能遏阳滞邪，临床应当慎用。对于滋阴药的使用，关键问题是辨证是否准确，如辨证准确，自然用药无误。然而，养胃阴药有它的选择性。如沙参、麦冬、山药、石斛、玉竹、花粉等药对胃阴不足、胃津缺乏等是最理想的首选药物，如果遇有脾阳不振者，只需少加木香、砂仁，用之亦无害，胃中热盛，则宜选用甘寒泻火剂，如石膏之类。不过苦寒药对阴虚人则需慎用，因苦能化燥，燥更伤阴，如遇脏热燥结，必须釜底抽薪方可救阴，采用大承气汤等，正是为了救阴。

滋阴疗法是以阴阳学说为理论基础，针对人体因某些原因，而产生阴血不足或阴液耗伤，以至出现水亏火旺，津枯液涸，或阴虚内热，灼烁津液，而出现阴虚现象制订的治疗法则，在中医学的理论体系中，有着重要的地位，临床运用十分广泛。章氏根据前人的论述，并结合自己多年的临床经验，总结出临床常用滋阴二十法，并提出了许多行之有效的治疗方法，如滋阴养液汤治疗阴虚热痹，四物五藤汤治疗血虚痹证，香砂益胃汤治疗阴虚胃痛，加味一贯煎治疗阴虚肝病，气阴固本汤治疗消渴，滋肾养肝汤治疗眩晕，消瘿制亢汤治疗甲亢等，极大地丰富了滋阴疗法的内容。

湿热证治

章氏从事中医临床、教学、科研 50 余年，其治学严谨，博览古今，临床经验丰富，学术专长为内科，对滋阴学说，及湿热学说进行了系统的研究。

人们都知道，在正常情况下，湿是长夏主气，热是夏季主气，二者相互结合，有密切的联系。湿为阴邪，热为阳气，湿为水气，热为火气，二者既可以分别侵犯人体，也可以相互转化，既可以外感，也可以内生，因而“湿热”成为导致人体发病重要因素之一。

章师特别指出，“湿热”在不同地方，其涵义并不相同，通常有三种情况：其一，是指病邪，即六淫湿热之邪，如湿热内蕴，湿热下注等。《素问·生气通天论》谓：“因于湿，首如裹，湿热不攘，大筋软短，小筋弛长，软短为拘，弛长为痿。”其二，是指证型，如湿热痢疾，湿热黄疸等，如《景岳全书》谓：“然湿证虽多，而辨证之法，其要唯二，则一曰湿热，一曰寒湿，而尽之矣。”其三，是指病名，即“湿热病”，如先贤薛生白《湿热病篇》第一条原文谓：“湿热证，始恶寒，后但热不寒，汗出胸痞，舌白，口渴不引饮。”并自注云：“此条乃湿热证之提纲也……要知湿热之病，不独与伤寒不同，且与温病大异……”

章氏指出，“湿热”既是病因术语，又是证型术语，亦是疾病名称。三者之间，密切相关，其证和病，皆因命名而来。严格地说，湿热并不是一个单独的疾病，而是泛指一切由湿热病邪所引起的，兼具“湿象”和“热象”双重特点的病证，四季皆有，长夏较多，可发生在各科疾病之中，比如内科、外科、妇科等。

章氏对湿热证的治疗原则

湿热证有外感与内生之分，外感湿热多因梅雨季节，久雨连绵，体虚之人，易为湿邪所中，如突遇气候转暖，暑热下迫，湿热交蒸，中之即病。始则病在卫分，微恶寒发热，随即转入气分，高热汗出不解，脉濡数，舌苔白腻挟黄，治疗原则，芳香化浊，如雷氏芳香化浊法，或藿朴夏苓汤。如病邪缠绵不解，壮热不退，汗出溱溱，苔转黄腻，脉仍濡数，治宜清热化湿，方用甘露消毒丹。

1. 祛湿清热 章氏说湿热证以热为主，兼有湿邪，且湿未与热合，治之较易。湿热病邪是湿热证主因，因而祛湿清热是其主要治法。但利湿过多，容易伤阴，清热太过，留湿致困。必须注意祛湿不伤阴，清热不碍湿。湿热证是湿热相互裹结，热以湿为依附，徒清热因热为湿阻，故清之不去，必待湿气去，则热随之而去。

宣肺气，化湿邪：上焦湿热，先必宣肺气，化湿邪。肺得宣降，湿自布散，肺主一身之气，气滞则湿停，气化则湿化，气行则湿行，代表方如藿朴夏苓汤。又若湿热蕴郁中焦，以脾胃为中心，且湿热弥漫三焦，从脉舌色证之表现，分为湿重于热，热重于湿及湿热并重。

开湿郁，畅中焦：章氏指明治中焦湿热根本原则，仍是以治湿为主，必须开湿郁以畅中焦，燥湿邪并不增热，使气机通畅，湿去热清。药宜辛香苦温，所谓辛开苦泄之法，方如加减正气散之类。若舌绛、脉数、口干、心烦，可配加苦寒清热燥湿之品，如口淡身体困乏无力，脉濡，舌苔腻而滑者，可酌增苦温淡渗之品，而利三焦。但总要区分湿与热之多少，究有几分湿，几分热，几分郁，切不可以湿病而妄用温燥，也不可以热邪而妄用苦寒。

畅气机，利肺气：通常下焦湿热，都是以二便失常，为主要证候，六腑以通为主，湿热郁阻下焦，利便非其所宜，肺气不开，三焦气机不畅，必然二便不通，仍宜宣肺气，畅中阳，以利气机宣畅，则二便自调，湿邪亦去。可用宣清导浊汤。总之，治湿热病的根本原则，以宣畅气机为本，湿去则热清，非快速所能达，必当宣化轻疏，以利三焦通畅，气机条达，则逐渐向愈。

2. 对误治的处理　湿为阴邪，非温不化，热为火象，当用苦泄，湿热合邪，治之较难，温则助热，寒则增湿，气机不畅，故偏用寒凉或温燥之剂，每多增重，因而往往容易误治。章氏对湿热病的误治，提出处理意见如下：

凉遏：湿热误用寒凉，遏阻中阳，每见低热不退，胸脘痞闷，憋气，堵胀，叹气，咳喘，周身酸软无力，面色淡白，舌淡，苔滑而腻，脉濡缓或沉濡，大便溏薄不爽。治宜循苦温法，则开湿郁，畅中阳，以利三焦。药用法半夏、陈皮、蔻仁、木香、杏仁、苍术、草蔻等。

寒凝：湿热病误用寒凉之剂，或甘寒滋腻，且患者素有中阳不足，表现胸脘痞满，堵塞异常，喘促气不能续，小溲清白，大便溏稀，舌淡，苔白滑腻，脉沉缓而濡，滞涩不畅。急当辛温开凝，通闭，药用桂枝尖、苏叶梗、生姜、藿香、蔻仁等，若药后苔化，寒凝解，即刻停服。

冰伏：湿热病，恣食冷饮过多，又服寒凉重剂，患者素质阳虚，气机为寒凉所遏，阳气内闭，表现面色苍白，胸脘痞闷加重，四肢厥冷，少腹绞痛，舌白质淡，脉象沉伏，急以辛温燥热之品，散寒之闭，开郁通阳，方用四逆汤、理中汤等，药用桂枝、肉桂、生姜、干姜、川椒等，但在冰解寒散，症轻后，即刻停服，再予辨证处理，防其过热，病势复重。

热化：湿热病，过用辛热之剂，湿去而燥热偏盛，患者素质阴虚，愈显燥热伤阴现象，表现神识昏糊，心烦不安，躁扰难寐，口渴欲饮，汗多，小便少，大便燥结，舌赤，苔黄燥，脉沉数或弦数，急宜清热护阴。方用清营汤，或用白虎汤、大小承气汤。药用生地、玄参、麦冬、银花、丹皮、芦根、生石膏、大黄等，热去而阴自复，诸症悉退。

湿热辨证既适用于外感疾病，更多的是应用于内科杂病及妇科、外科、儿科、眼科疾病。

清热化湿治发热

湿热证是指湿与热合，蕴遏熏蒸侵害人体的证候。以长夏为多见。在初夏久而雨之后，气候转暖，人感湿久而化热，或热邪外受，湿热相搏于体内。临床以始恶寒，后但热，汗出胸痞，舌白，口渴不引饮为提纲。其病因感受湿热之邪而发，故名。湿为阴邪，始遏其阳而恶寒；后则湿郁为热，故但热而不恶寒。热在湿中蒸腾则为汗，湿蔽清阳则胸痞，湿邪内盛则舌白，热则液不升而口渴，湿则饮内留而不引饮。湿热病邪，蒙蔽清阳则耳聋、头重；扰及肝与脾胃，则干呕而痉厥；若湿热下迫肠道，湿性黏滞故便溏不爽；苔黄腻、脉滑数或濡数皆为湿热内盛之象。此乃湿热病的主要病机。

章氏说湿热证初起的诊断，依据其临床主要症状，即可确立。在整个病程中，其证候随其病机转变而异。治法：清热化湿。方用甘露消毒丹、三仁汤。

案例：李某，男性，55岁，1999年8月12日来诊。患者发热已10日，起病开始微恶风寒，继之发热，后但热不寒，口渴不欲饮，身体疲乏沉重无力，汗出而低热不退，体温在37.5℃～38.5℃，大便始见微溏，近日反干结，曾求治于某医院住院治疗，经各种检查，未发现异常，试用抗生素及解热剂治疗，并无效果，入院7日，体温不降，时有上升至39℃，患者家属乃要求中药治疗。章氏应诊，诊察患者表情淡漠，默默少语，自述头昏，身体重着，时有汗出，汗出身凉，移时复热，自觉热势时起时伏，口似干但不欲饮，胸脘痞塞，不欲食纳，摸其胸背部颇凉，而头部则热，脉濡数，舌质暗淡，苔黄腻。章师运用四诊合参，此乃“湿热证”无疑。因时值仲夏，雨水连绵，初晴暴暖，湿热交蒸，感之者正气虚弱，易患此证，符合薛生白《湿热病篇》“湿热证，始恶寒，后但热不寒，汗出，胸痞，舌白，口渴不欲饮”之证候规律，故缠绵难愈，于是乃按甘露消毒丹法，清热化湿。处方：射干10g，连翘10g，滑石20g，茵陈15g，石菖蒲10g，大贝母10g，通草10g，藿香10g，黄芩10g，薄荷3g，蔻仁6g，薏苡仁30g，2剂。患者服1剂后，热未再作，汗亦不出，2剂药诸症消失，热退后，体力逐渐恢复，一周后恢复正常。

【按语】江南地区，每年长夏时期，雨水连绵，气候暴暖，正气虚弱之人，感受不正之气，湿热内蕴，容易发病，且缠绵难愈。若用药不当，均无效果，而运用清热化湿法之藿朴夏苓汤、三仁汤、甘露消毒丹等方化裁，湿去则热清，往往“一剂知，二剂已”。是章氏学习应用古方之一得也。

清热化湿治胆系疾病

胆系疾病包括有胆石症、胆囊炎、胆道堵塞、胆管扩张等。中医学认为，胆石症、胆道感染多表现有肝胆湿热，因而肝胆湿热可以作为胆道疾患辨证主要依据。如《脉经》说：“肝之余气泄于胆，聚而成精。”《难经·三十五难》说：“胆者，清净之府也。”无疑是指胆之功能，盛胆汁。而胆汁来源于肝，肝气疏泄，胆气通降，则胆汁流畅，以助脾胃气化升降，如果情志抑郁，或暴怒，或寒温不适，或恣食肥甘，虫积等因素，均可导致肝胆气滞，疏泄失常，使胆汁排泄不畅，并致脾土不运，湿邪内生，从而导致肝胆湿热，肝郁化火，煎熬胆汁，积而成石，阻碍气机，产生“胁痛”“胆胀”之疾。《灵枢·胀论》说：“胆胀者，胁下胀痛，口中苦，善太息。”由于木郁则土壅，若脾失健运，胃失和降，可出现口苦，恶油，食纳不佳，呕吐黄水，腹中胀气，便秘，脉弦，舌暗红，苔黄腻等，正是肝胆湿热主要表现。如《甲乙经》说：“邪在胆，逆在胃，胆汁泄则口苦，胃气逆则呕苦汁。”若少阳胆道未通，及阳明胃家热结，甚至出现黄疸。中医认为多属肝郁胆热，湿热蕴结，阳明腑实所致。治法：疏肝利胆，清热化湿。方用疏肝利胆汤合茵陈蒿汤。

案例：王某，女，39岁，1997年11月24日来诊。患者1989年因饮食不节，突发右上腹绞痛，呕吐黄水，某医院诊为急性胆囊炎，欲施行胆囊切除手术，患者不同意，以抗炎等保守治疗，其症状缓解。但若饮食不慎或劳累后症状反复发作，用西药治疗可以缓解。1997年作“B”超检查发现胆总管增粗，边缘不光滑，胆囊壁增厚，提示胆总管炎、胆囊炎。改服中草药治疗，请章氏诊治。初诊时右胁疼痛，向肩背部放射，目黄，口苦纳差，腹胀便秘，小便深黄，右上腹压痛，精神不振，脉弦细数，舌赤苔黄腻，辨为肝郁气滞，腑气不通，湿热蕴结。治以疏肝利胆，清热利湿。方用疏肝利胆汤，处方：柴胡、枳壳、赤芍、木香、山栀、黄芩、郁金、厚朴、玄明粉、鸡内金各10g，甘草、熟军各8g，黄连6g，茵陈20g。以上方加减，服药3个月，症状全部消失。“B”超复查胆总管炎、胆囊炎消失。半年后随访，健康无恙。

【**按语**】章氏常说肝气疏泄，胆汁流畅，能助脾胃运化，若肝气郁结，气机不调，降泄失常，气郁则化热，发为肝郁胆热，湿热内蕴，其表现为胁痛烦闷，恶心，口苦纳差，便秘腹胀，目黄溲黄等。章氏积数十年经验，自拟疏肝利胆汤治疗肝胆湿热之胆囊炎、胆石症，每获卓效。对阻塞性黄疸者加茵陈、山栀、虎杖等；对发热者加银花、连翘，疗效显著。

湿热痹证的证治

痹证是由于风、寒、湿、热之邪侵袭人体，闭阻经络，气血运行不畅而引起的，以肌肉、肢体关节疼痛，酸楚麻木重着，以及活动障碍为主要症状的病证。其主要病机是感受风寒湿热外邪，使气血痹阻不通，筋脉关节失于濡养所致。湿热之邪，乘虚袭入人体，引起气血运行不畅，经络阻滞，或风寒湿痹久延不愈，邪留经络，转化为湿热痹。也有因素体阴虚，内热偏盛，阳气较旺，脏腑经络先有蓄热，感受外邪后，多成为湿热痹。临床常见的为风湿性关节炎、风湿性肌炎、类风湿性关节炎等。

湿热痹证候，主要为关节疼痛，局部红肿灼热，得冷则舒，痛不可近，关节不能活动，可涉及一个或多个关节，并多兼有发热恶风、口渴、烦闷不安等症状，脉多滑数，舌多红或赤，苔黄腻或黄燥。治宜清热化湿，方用白虎加桂枝汤，并酌加忍冬藤、黄柏、牛膝、薏苡仁、苍术等。若湿热化火，表现为关节红肿，痛如刀割，筋脉拘急，日轻夜重，甚或壮热烦渴，舌红少津，脉弦数，是为湿热之毒，淫于筋脉，治宜清热解毒，可选用千金犀角汤。若阴虚热盛，口干，皮肤枯燥，肢节烦疼，脉细数，苔薄黄，则宜养阴清热，方用滋营养液汤。若兼见湿热下注，出现下肢肿痛，小溲热赤，苔黄腻，脉濡数等，说明湿热尚在气分，仍宜清热化湿，方用二妙丸加海桐皮、防己、牛膝、薏苡仁、蚕砂等。

案例：某男，38岁，1996年9月来诊。患者全身肌肉关节酸痛有5年之久，经常发作，气候变化则甚，今年初夏，气候异常，乍寒乍热，关节痛更剧，左脚踝关节红肿疼痛，扪之灼热，口苦口干，大便干结，皮肤枯燥，曾服用西药激素和中药大活络丸以及中药煎剂，配合针灸、按摩、理疗等，疗效不显。诊察：脉细数，舌红，苔黄燥。辨证：风寒湿痹，久治不愈，风寒化热，湿热蕴结，为肿为痛，加以阴虚体质，久服温燥之品，阴气更伤。治宜养阴通络，清热化湿。处方：生地15g，玄参15g，麦冬10g，桑枝20g，牛膝、苍术、黄柏各10g，忍冬藤15g，石膏40g，知母10g，海桐皮10g，当归10g。进10剂后下肢肿痛逐渐减轻至消失，无灼热感，口干口苦消失，大便能解，脉细数，苔转薄黄，改以养阴通络。处方：生地15g，玄参15g，麦冬10g，钩藤10g，桑枝15g，石斛10g，知母10g，牛膝10g，狗脊10g，草决明20g，杜仲10g，当归10g，再进10剂。前方共服药20剂，诸症均愈，嘱继续服10剂，以资巩固。

【按语】章氏认为湿热痹证，以热为主，因风寒亦可以化热，湿则流注于关节，纠缠不去，与热结合，导致红肿热痛，热久则阴伤，关节缺乏津液濡养则痛甚，故治疗始用清热化湿，继用养阴通络，湿热去而阴气自复，肢节得养，疼痛自除。

湿热痢疾的辨证论治

痢疾是以腹痛、里急后重、下痢赤白脓血为主症的疾病。多发于夏秋季节。主要由外受湿热、疫毒之气，内伤饮食生冷，损伤脾胃与肠腑而形成的。或误食不洁之物，如其人平素好食肥甘厚味，酿生湿热，湿热内蕴，腑气壅阻，气血凝滞，化为脓血，则成湿热痢。其主症为腹痛、里急后重、下痢赤白、肛门灼热、小便短赤、舌红、苔黄腻、脉滑数。治宜清热解毒、苦寒燥湿，方用芍药汤。若湿重于热，或有寒湿，下痢白多赤少，或化为白冻，舌苔白腻，脉濡缓。治宜祛寒利湿，方用胃苓汤。若热重于湿，赤多白少，或纯下赤冻，肛门灼热，口渴引饮，舌红苔黄，脉数。治宜清热解毒，方用白头翁汤。

案例：李某，男性，41岁，1997年9月22日就诊。患者中午在餐馆进餐，入暮即觉腹中不舒，恶心欲吐，全身不适，头昏疲乏，晚餐未进，即倒床而睡，自觉恶寒发热，继之则腹痛泄泻，一二次后欲解不出，里急后重，所排物皆脓冻，赤白相兼，时欲蹲厕，口干思饮，肛门灼热，小便短少，入夜辗转不宁。次日即来院检查：急性病面容，自述头昏痛，发热，肛门急胀，体温38.5℃，脉象滑数，舌赤，苔黄腻。大便常规：脓细胞（++++），红细胞（++），白细胞（++）。血常规：白细胞12×10^9/L，中性75%。诊断：急性菌痢。辨证：湿热痢。治法：清热导滞，调气行血。处方：生白芍15g，黄芩10g，黄连10g，大黄10g，槟榔10g，生甘草8g，银花10g，白头翁10g，神曲10g，木香10g，葛根10g，枳壳10g。服2剂后寒热已解，腹痛、里急后重消失，脓血便已转粪质，约3～4小时便一次，能进少量稀粥，脉滑细，苔薄黄腻，仍以清热导滞。处方：葛根10g，黄芩10g，黄连6g，熟军8g，神曲10g，木香10g，枳壳10g，生甘草8g，马齿苋15g，白芍10g，薏苡仁30g，茯苓10g，再进2剂，诸症消失，大便正常，继以扶脾和胃调理。处方：条参 15g，白术 10g，茯苓 10g，生甘草 8g，山药 15g，神曲 10g，薏苡仁 30g，石斛 10g，陈皮 10g，木香 10g，砂仁 6g，白芍 10g，2 剂，善其后。

【按语】章氏认为时值夏末秋初，气候反常，湿热之气蕴积肠胃，加以饮食不洁，传导失职，气血因而被阻，以致腹痛，里急后重。湿热熏蒸，营卫不调，故恶寒发热。湿热毒邪熏灼，损伤气血，变成脓冻，故赤白杂下。肛门灼热，小便短赤，均是湿热下注表现，故治以清热化湿、解肌导滞、调气行血，综合治理，有桴鼓之效。

湿热带下

湿热与带下：本病多由湿热蕴蒸胞宫，冲任受损，带脉失司所致。湿热浸淫，阴部作痒，带色多黄，而有腥臭；湿热壅盛伤津，故口干溲热；月事前后胞宫充血，肾气空虚，湿热乘虚而入，故带浊常多于平时；苔黄腻，脉濡数，或滑数，此为湿热内踞之候。治疗湿热带下，一般采用健脾利湿清热法，如知柏地黄汤、完带汤等。

湿热与月经不调：章氏认为湿热不但可致带下，它对月经不调，亦有一定影响。湿热之邪，其性黏腻重浊，胶滞难化，若湿重于热，壅滞胞宫，阻遏冲任，使肝血难以下注，则月事不能按期而至，致使月经后期，甚至经闭不行；若热重于湿，熏蒸胞宫，冲任受灼，则血热妄行，又可导致月经先期，血量反常而多。湿热所致月经不调，血色深红或紫黑，并有臭气，或经期时阴痒，平时可兼有湿热带下之证候。治疗湿热月经不调，应重在清热利湿，方如芩连四物汤加牛膝、车前子。

湿热与崩漏：章师认为崩漏在临床中以血热、气虚较为多见。产生血热的原因，一般有虚实两类，就虚证而论，大体是肾阴不足，相火偏亢。就实证而言，则主要是湿热熏蒸胞宫，热迫冲任，迫血妄行。《兰室秘藏》说："湿热下迫，经漏不止。"明确指出湿热为崩漏的主要致病因素。湿热崩漏的证候，有崩中带下，日久不止，或反复发作，血色深红或紫黑，其质黏稠，或夹杂带浊，其气臭秽，一般在崩漏止后，带下不断，甚或赤白相间，腰尻重痛，小溲黄赤，身热自汗，心烦少寐，舌质红，苔黄腻，脉滑而数。治疗上应着重健脾利湿，泻肝清热，如先用龙胆泻肝汤，继用固冲汤。

案例：徐某，女性，41岁。1997年10月27日来诊。患者2年多来，带下清稀，有时黄稠，浸秽衣裤，间有腥臭气味，外阴瘙痒，甚为痛苦。曾经妇科检查，有子宫颈糜烂，但治疗无效，乃至中医院求治。诊察：脉沉细，舌淡，苔薄黄微腻，面色淡黄不华，经常腰疼体软，饮食较差，睡多梦，月经量少，周期尚正常。辨证：脾气虚弱，失于固涩，湿热下渗。治法：健脾固涩，清热化湿。处方：太子参15g，甘草8g，黄芪15g，生龙牡各30g，山药15g，椿根皮、金樱子、黄柏、茯苓、郁金、苍白术各10g，薏苡仁30g，5剂，煎服。并配合外阴熏洗方：麻黄15g，苦参20g，蛇床子30g，明矾20g，野菊花30g，3剂，煎水熏洗外阴。一周后复诊，带下显著减少，阴痒基本消失，守原方再进15剂，熏洗药再用3剂，诸症临床治愈。

【按语】古云"十女九带"，言其发病率高也。带下原因很多，常见的为脾虚失固，湿热下渗，白带浸淫外溢，发生瘙痒，亦湿热下渗之象，章氏说本案正符合此一辨证原则，故用健脾固涩，佐以清热化湿，故获效甚速也。

丹毒　带状疱疹

湿热在皮外科疾病中也较常见，且易反复发作，缠绵难愈。湿热并非单纯指六淫所致，而脏腑功能失调，水液代谢障碍所致之内湿化热，亦是发病重要因素。湿热郁于皮肤，可发生痤、疖、疮等多种疾患。其临床表现有很多相同的地方，例如：皮损情况，皮肤红肿热痛，溃脓，水疮或渗液较多，或糜烂结浆痂，甚则苔藓化，色素改变。全身表现：头昏痛，纳呆，泛泛欲吐，身倦怠，苔黄腻，脉滑，且有一定季节性、阶段性。如急性期：湿邪为主，湿热相干，证势急迫，渗出较多，瘙痒较剧。慢性期：损血气，则营血失调，其证较缓，苔藓化及脱屑，多见肌肤麻木，只有抓住其特点，才能做到有的放矢的治疗。

皮外科疾病通常分内外治法，内治急性期：以清利湿热为主，“急则治其标”；慢性期：调气血，和营卫，调整内脏功能，“缓则治其本”。常用清热化湿方药有：湿热下注所致丹毒，方如二妙丸、三妙丸。慢性湿热所致的附骨疽、委中毒，方用黄连解毒汤合五神汤。

案例一：刘某，男性，50岁，1985年5月初诊。患者3日前开始有微恶寒发热，继则左腿突然红肿，自膝以下至踝红肿疼痛，扪之有灼热感，口干，便结，尿赤。据云3年前曾同样发作一次，当时诊断为丹毒，旋即治愈，最近因走路太多，突然发病。脉沉数，舌红，苔黄腻。辨证：湿热下注，火毒内发。治法：清热化湿，泻火解毒。处方：牛膝、黄柏、苍术、银花、紫花地丁、连翘、黄芩、板蓝根、川军、丹皮各10g，玄参15g，赤小豆30g，进3剂。外用如意金黄散，醋调外敷。二诊：肿消大半，余症减轻，仍以原方再进 3 剂而愈。

【按语】章氏认为，皮肤突然肿赤，如丹涂脂染的形状，故名丹毒。中医学又有流火之称。由于肝经湿热下注所致，故治以清热化湿，泻火解毒。药仅服数剂，红肿霍然消失，但易复发，故应时时注意湿热为患，给予预防，至为重要。

案例二：万某，女性，48 岁。1999 年 8 月 18 日来诊。2 周前突然右胁下发生疱疹，逐步蔓延至腹，以及下肢，累累如串珠，黄白色水泡，成片成带状，发痒疼痛，刺破则流水，在某院诊断为带状疱疹，但服用一些消炎及抗病毒药，无济于事，脉细数，舌红，苔黄腻。辨证：肝火妄动，湿热内蕴。治法：泄肝解郁，清热化湿。处方：薏苡仁 30g，当归、赤芍、丹皮、黄芩、山栀、银花、连翘、防风、牛膝、黄柏各 10g，柴胡 6g，进 3 剂。溃破流水处，扑冰石散。二诊：疱疹未发展，局部痛减，用原方再进 5 剂。前后服药 20 剂，局部疼痛减轻，疱疹逐步减少，至全部消失，病乃告愈。

【按语】章氏指出，本病多发于腰部，故称“缠腰火丹”，实际胸、腹、背及下肢亦往往发现。有干、湿两种，以湿性为多见，发则刺痛，其病因为湿热内蕴所致。本病病程较长，约数周才能治愈。

小儿虫疾

小儿时期因处在生长发育阶段，如草木之方萌，具有脏腑娇嫩，形气未充，生机蓬勃，发育迅速的生理特点，与成人迥然不同。病理特点为发病容易，传变迅速，也因脏气清灵，易趋康复。

由于小儿脏腑娇嫩，易感受病邪，以“脾常不足”为多见，平素饮食不洁，饥饱不知，贪食偏食，生活不规律等皆可导致脾失健运，升降失常，外感六淫之邪侵犯脾胃，使脾胃功能紊乱而生疾。饮食不节，伤及脾胃，致受纳运化功能失职，饮食停滞不化，发为食积。积食生热，诸虫滋生，发为虫疾。治法：实证以消导为主，虚中夹实证宜消补兼施，方用健脾丸合使君子散等。

案例：田某，女性，5岁，1991年4月就诊。患者近半年来食纳呆滞，家长勉强给食，则恶心作吐，口干心烦，夜卧露睛，有时睡后惊叫，磨牙，手足心热，腹中胀满，间有腹泻，口鼻干燥，搓鼻搭眼，两肩上耸，面部花白斑隐隐可见，形体消瘦，家人甚以为忧，到处求医。诊察：脉沉细微数，舌淡，苔黄腻。辨证：饮食失节，脾胃受损，脾虚生湿，湿久化热，湿热内蕴，虫积乃生。治法：清热化湿，醒脾消积。处方：半夏6g，陈皮6g，茯苓6g，生甘草4g，竹茹6g，枳实6g，炒川连3g，槟榔6g，炒谷芽、炒麦芽各6g，鸡内金6g，苍白术各6g，砂仁3g，3剂。服药后，夜卧较安，有食欲，按原方再进5剂。连服上方10余剂，腹胀消失，饮食增长，睡眠亦安，苔转薄白，原方去竹茹、黄连，加条参8g，山药8g，再进5剂，并嘱节制饮食。上方又服10余剂，饮食、睡眠基本正常，面色已转红润，诸症逐步消失。停药观察，嘱节制饮食，慎风寒。据悉，此后小孩生长发育良好云。

【按语】脾胃为后天之本，小儿脾胃本弱，饮食失节，运化失职，湿热内生，必然饮食停滞成积生虫，诸症蜂起，故治疗必须清热化湿，以治其标，健脾导滞，以治其本，始获事半功倍之效。

章氏说湿是长夏主气，热是夏季主气，二者有密切联系。湿为阴气，热为阳气，湿为水，热为火。湿和热一变而为“六淫”中的二淫（湿邪和热邪），它既可以分别侵犯人体，也可以相互转化，既可以外感，也可以内生，因而“湿热”是导致人体发病的重要因素之一。临床以始恶寒，后但热不寒，汗出胸痞，舌白，口渴不引饮为提纲。其病因感受湿热之邪而发，故名湿热病，而祛湿清热是其治疗大法。

诊余漫话

章氏从肾论治精粹

脏象学说是中医学理论基础之一，脏腑辨证则是中医辨证学之核心，而以五脏之生理功能和病理变化及其相互关系为中心内容，尤以“肾为先天之本”的特殊生理功能，使中医肾学研究在整个中医辨证论治体系中占有极其重要的地位，从肾论治亦成为中医临床特色之一。

章氏论内肾与外肾

肾位于腰部，左右各一，其形如豆，在体腔内，如《素问·脉要精微论》说：“腰者肾之府。”《难经·四十二难》说：“肾有二枚，重一斤一两。”此与现代医学解剖是一致的，但在肾的生理功能方面，中西医论肾，则大相径庭。中医肾的内涵颇深，它既概括了实质脏器——肾脏及其功能，也代表部分其他组织器官的生理功能。中医学认为，肾为先天之本，是人体最重要的脏器，它主宰人的生命全过程，其主要功能为“藏精”与“主水”。章氏根据前贤关于“内肾”与“外肾”的学说，在研究中医古籍理论基础上，结合现代解剖生理，确认肾有“内肾”与“外肾”之区分。“内肾”即“腰者肾之府”，其解剖部位在腰脊两旁，“外肾”即“睾丸”（女子为卵巢），睾丸亦有两枚，其形圆，位于阴囊，在体腔外，可以触及，从而确认“内肾”是主水的，“外肾”是藏精的，内肾与外肾有着不可分割的内在联系，指明在讨论生理、病理以及辨证论治上，均应内外并提，才能使“肾学”具有独特的统一性和完整性，如此亦可与现代医学“肾”与“睾丸”之生理功能基本吻合，不悖于古，而详于今。

章氏认为，“肾主水”从五行配五脏来说，水属肾，从五脏生理来看，肾为水脏，肾主五液，“肾者主水”（《素问·上古天真论》），肾属少阴，水为阴物，二者同类相求。“肾开窍于二阴”，“肾合膀胱”，前阴与膀胱是排尿通路，充分说明肾与人体水液代谢密切相关，与现代医学认为肾是生成尿液、排泄尿液的器官基本一致。从病理而言，肾为水之下源，肾气虚则水液泛滥，水能伤阳，水肿必致肾阳虚弱，从论治出发，肾阳虚亏，应温肾阳才能利水，此与现代医学阐明的肾功能受到损害，排泄功能障碍，必能导致尿潴留，少尿或无尿之生理病理机制相吻合，因而“肾者主水”，古今相同，其为“内肾”，毫无疑义。

“肾藏精”这一重要理论，始自《内经》，如“肾者……

受五脏六腑之精而藏之”(《素问·上古天真论》),关键问题是肾何以藏精,精藏何处?现代医学无法理解,千百年来,历代中医学家也人云亦云,未有定论。章氏认为:“肾藏精”是前人临证实践经验之结晶,是人身固有,无可怀疑的,并分析精藏之处应在“外肾”(即睾丸处)。历代医家根据睾丸功能定名为“外肾”,如《中国医学大辞典》记载:“外肾即睾丸也。”《证治准绳》记载:“肾与膀胱,一脏一腑,其气通于外肾,小肠系于睾丸系会故也。”《理瀹骈文》记载:“睾即肾丸也。”且世人皆知“睾丸”为“肾子”,阴囊为“肾囊”,睾丸主要功能是产生精子和分泌雄性激素,附着在睾丸上缘之“副睾”则具有储存精子与输送精子之功能(女性之卵巢与附件功能相同)。有如上述,睾丸即“外肾”,且为“藏精之处也”。由此可见,现代医学肾与睾丸之综合功能与中医学“肾”之功能完全一致。同时通过临床实践证明,许多肾虚腰痛者,往往伴有睾丸坠痛,特别是在性生活后,腰部空痛与睾丸空痛同时存在,治疗睾丸病证,也需要补肾方法,足以说明在病状上,“外肾”与“内肾”发生联系,内外相通。而在功能上,肾的藏精功能,实际上是睾丸之功能,肾睾相连,共同完成主水、藏精之重要生理功能。

朱丹溪“二论”对章氏的启发

朱丹溪系元代著名医学家,他著有《格致余论》《局方发挥》等书,丹溪学说的基本观点及其中心思想是:“阳有余阴不足论”以及“相火论”。

丹溪倡“阳有余阴不足”学说,实系《内经》阴阳学说的一大发展,他所指的阴阳,首先是指气血而言,论中指出“人受天地之气生，天之阳气为气，地之阴气为血，故气常有余，血常不足”(《格致余论》)。并以宇宙的日月星辰变化为凭，天包乎地，月禀于日。而天地间，日为阳而常全不缺，月为阴而常缺，根据“天人合一”学说，说明在人体也往往是阳常有余，阴常不足，他以《内经》有关人体生长发育的普遍规律为依据指出：“男子十六岁而精通，女子十四岁而经行，是有形之后，犹有待于哺乳，水谷之养，阴气始成，而可与阳气为配……可见阴气之难于成……”“男子六十四岁而精绝，女子四十九岁经断，夫以阴气之成，止供得三十年之视听言动，已先亏矣”(《格致余论》)。阴气难成，而人之情欲无涯，心之君火感物而动，引动相火则耗阴精，所以阴气不独难成，而且易亏，因此造成阳有余阴不足状态，故丹溪谓：“主闭藏者肾也，司疏泄者肝也，二脏皆有相火，而其上属于心。心，君火也，为物所感则易动，心动则相火亦动，动则精自走，相火翕然而起，虽不交会，亦暗流而疏泄矣。”以此昭示后人。所谓“阳常有余”实指情欲容易妄动，导致邪火炽盛而发生病变，非指人体真阳而言，而所谓“阴常不足”，则是邪火伤阴，导致精血亏损之病理变化。受此启迪，章氏认为丹溪之“阳有余阴不足”是从相火立论而言，抑制相火，保护阴精才是“阳有余阴不足论”的实质所在。故而丹溪创制滋阴降火法则作为处理阴精与相火二者之间，实质是水与火之间矛盾的主要治疗手段，因为火旺则水竭，水足则制火，通过滋阴能降火，运用降火可以达到保阴，从而使“阳有余阴不足”的理论与临床治疗紧密地结合起来，在临证中逐步成为滋阴派的倡导者，为滋阴学说奠定了理论基础。

有如上述，丹溪的“相火论”应为丹溪学说中主旨性论文，其论相火有二种含义，一是指正常的阳气之动。所谓“天主生物，故恒于动，人有此生，亦恒于动，其所以恒于动，皆相火之为也”，即“天非此火，不能生物，人非此火，不能有生”。这种相火在于人乃言其常，含有“生气之原”的意思，是脏腑之本，经络之本，呼吸之门，三焦之原。另一是指五志妄动，成为邪火，即思想为物欲所感，五志化火，这种“火”起于妄，变化莫测，无时不有，煎熬真阴，使“阴虚则病，阴绝则死”。此言其变，为阴虚火旺的邪火。所以，丹溪言相火，具有两重性，相火虽一，常变迥异，相火动得其正，有助于生生不息，动失其常，则为元气之贼。此外，丹溪认为人身相火，“内阴而外阳，寄于肝肾二部，肝属木而肾属水也”。相火以肝肾精血为其物质基础，而尤以肾为主，因水能生木也。并指出，相火之动正常与否，与五脏功能活动情况密切相关，“五火”之动中节，是相火正常之重要保证，因为“五脏各有火，五志激之，其火随起”。“相火易起，五脏厥阳之火相煽则妄动矣。”引起相火妄动之原因，有情志过极、色欲无度、饮食厚味等多方面原因，如“醉饱则火起于胃，房劳则火起于肾，大怒则火起于肝……”然后煽动相火，相火妄动，必然消耗阴精，煎熬真阴。

对于如何处理相火（邪火），丹溪提出二种治法，一种是要求人们从思想上下功夫，以理智克服欲念，修心养性，使五志（火）不妄动。“彼五火之动皆中节，相火惟有稗补造化，以为生生不息之运用耳，何贼之有？”又谓：“盖相火藏于肝肾阴分，君火不妄动，相火惟有禀命守位而已，焉有燔灼之虐炎，飞走之狂势也哉。”另一种是用药物治疗相火，推广河间、子和、东垣诸氏之法，别邪火之虚实，或补水泻火，或泻火存阴，并创制大补阴丸、济阴丸、补肾丸、补虚丸等，力荐滋阴降火之法则。章氏秉承丹溪“二论”之旨，运用于临床，深化并扩展了丹溪学说内容，将其精辟的理论论述与医疗实践紧密结合，撰写了专著《滋阴论》面世。

在《滋阴论》中，章氏以丹溪“二论”为指导，进一步阐明了阴的生理，实质是指“阴精”或“阴液”的生理，它代表人体五脏所藏的精华。五脏各有阴精，如心主血，汗为心液，肝藏血，脾统一身之血，化生精液，肺主气，敷布津液，肾主水，藏精，主生髓，五脏各藏精。津、血、液、髓，这些物质，统属阴精，但主要物质来源全属于肾。全身之精（阴）都由肾阴来供给、化生，而人体在漫长的生活中，操劳伤肾，房室损精，诸脏之伤，穷必及肾，故肾元虚亏，在所难免，且在病理情况下，机体受各种病因的作用，则可出现许多伤阴现象。如热邪嚣张，燔灼津液之邪盛阴伤，禀赋不足，阴气虚弱等；染病之后，邪去正伤，首先伤及阴分，出现阴虚发热之证；用脑过度可耗伤阴液，劳动出汗过多，也可致阴虚；久病伤阴，譬如慢性出血患者，以及骨蒸劳热、潮热盗汗者，更能使阴液暗耗，此外温病“热之所过，其阴必伤”；外伤流血过多而伤阴；喜食炙烤煎炒之物耗伤胃阴；治疗失当之误汗、误下、误吐而发生亡津液之变证的误治伤阴等。总之，“阴不足”来自各种因素，皆因阳盛耗阴，阴阳失调，或阴液耗损过多，或阴液来源不足，使机体由阴液缺乏，而造成阴虚，非独邪火（相火过旺）伤阴之一途也。对于临床上一些患者由于工作劳累，饮食不节，色欲所伤，均易引动邪火，耗精伤阴，其结果必然阴虚，阴虚则阳必旺，肾阴不足则阴虚阳浮，阳亢于上则虚火上冒等一系列征象和转归，认识到丹溪之“阳有余阴不足论”“相火论”确实是对中医病理生理学的一大贡献。

章氏通过多年临床实践，总结出临床阴虚患者有它的一定规律，而且阴虚常多于阳虚，符合“阳常有余，阴常不足”的规律。由于地区、年龄、性别、职业等不同，阴阳虚实亦有差别。从地区看，南方人多阴虚，因气候炎热，汗多伤津；从年龄看，中老年阴虚多于青少年，因长年生活和工作劳累易耗阴精；从性别看，女性阴虚常多于男性，因女性经期、生育，易于耗血伤阴；从职业看，脑力劳动阴虚常多于体力劳动者，因脑力劳动耗髓伤精，不易修复，而体力劳动汗多易于修复；从病程久暂看，久病多伤阴，病久必耗精伤液；从脏腑辨证看，心肝肾多阴虚，两脏同病则以肝肾多阴虚，心肾多阴虚，肺肾多气阴两虚，从而在内科临床常见的阴虚所致的一部分疾病中，充分运用滋阴疗法能治愈各种常见病、多发病以及疑难杂症、危重急症。

张景岳论肾阴肾阳学说与章氏肾学观

张景岳，明代著名医学家，著有《景岳全书》《类经》等书。此二部著作，对中医学发展，有着不可磨灭的贡献，并使其在中国医学史上享有盛名。

张氏对肾与命门学说，研究实深，其特点在于阐述肾与命门兼具水火，“元阴”与“元阳”或称阴阳归根于肾之命门的水与火，命门之水火即十二脏之源，命门之元阴元阳亏损，是脏腑阴阳病变之根本，所以“五脏所伤，穷必及肾”。在学术论点上，张氏着重讨论了阴阳互根，精气互生，二者密切相关而不可分割，从而阐明“阳非有余，阴亦常不足”这一人体生机的根本问题。

张氏认为：“肾者主水，受五脏六腑之精而藏之。”肾的藏精之所，叫作命门。精藏于此，是为阴中之水；气化于此，是为阴中之火。命门居两肾之间，而兼具水火，为性命之本，为后天“立命之门户”。先天元阴、元阳，禀受于父母，然后有生命。元阴元阳藏于命门，即为真阴真阳，它不仅来自先天，而且又必须赖后天水谷精气滋养壮盛，此由于五脏六腑之精，归之于肾，而肾又藏精于命门所致。另一方面，肾精乃元阴所化，肾气为元阳所生，因此“命门与肾本同一气”。命门总主乎两肾，而两肾皆属于命门。二者以一统两，两以包一，有不可分割的关系。命门之火，谓之元气；命门之水，谓之元精。五液充则形体赖以强壮，五气治则营卫赖以和调，此命门之水火，即十二脏之源。因此，命门为真阴之脏，真阴为人体生命最基本物质。命门所藏之元精谓“阴中之水”，元精所化之元气为“阴中之火”，由于命门藏精化气，并具水火，故谓：“命门者，为水火之府，为阴阳之宅，为精气之海，为死生之窦。”“五脏之阴气，非此不能滋，五脏之阳气，非此不能发。”由此强调凡十二脏正常生理功能，虽说出于肾之伎巧，但根本而论，实为命门之“真阴之用”。同时说明了张氏阴阳论之实质，是指肾阴与肾阳，命门之水火，而阴阳互根，精气互生，实乃肾与命门之阴阳水火二气互根相生的关系。

如张氏认为：“阴阳者，一分为二。”此是自然界之普遍规律，他在《景岳全书·本神论》提出：“阴阳之理，原自互根，彼此相须，缺一不可，无阳则阴无以生，无阴则阳无以化。”“阴精”正是阳气的根本。阳化气，阴成形，如无阴精之形，便不足以载阳气，所以物之生，生于阳，物之成，成于阴。这种阴，亦叫作“元阴”“真精”，真精与阳气互根，而不可分，所以“阳非有余，阴亦仍然不足”也。

《内经》说:“气归精，……精化为气。”因此，“精之与气，本自互生”(《类经·摄生类》)。因为气为阳，阳必生于阴，精为阴，阴必生于阳，至于精化为气，气化为精之生理过程，则是通过阴升阳降之机理而实现的。所以，张氏在《景岳全书·补略》中简要指出，“以精气分阴阳，则阴阳不可离”也。

章氏认为:张景岳对命门学说的探讨，对于真阴真阳理论的精辟论述，为后世医家深入研究中医肾学奠定了理论基础。

对于“肾为先天之本”的论述,《内经》与历代中医古籍均有阐释，论据充分，不容置疑，因为:人禀父母之精血以生，父精母血，来自肾，故有“生之来，谓之精”“人始生，先成精”之说。说明“肾藏之精”是形成机体生命的原始物质，形体成于肾精，即谓“先天之本”。同时，肾藏精之盛衰，亦是人体生长、发育、衰老以及聪明智慧之根本。《景岳全书·传忠录·阴阳篇》谓:“太极一气”化生“先天无形之阴阳”，继而再化生“后天有形之阴阳”。由此，章氏认为:肾是一个整体，肾阴肾阳原是在一个基础上化生者，阴中有阳，阳中有阴，而且它们是互相资生，阳得阴助而生化无穷，阴得阳升而泉源不竭，故阳无阴则无以化，阴无阳则无以生，阴不足则化源少，阳不足则生机缺。因此肾阴、肾阳是肾中精气，是可分而不可离之物质基础，此说可从《内经》中关于“肾精”和“肾气”之概念引证出。以“肾精”来说,《灵枢·本神》谓“肾藏精”,《素问·六节脏象论》谓“肾者主蛰，封藏之本，精之处也”，以及《素问·上古天真论》谓“肾者主水，受五脏六腑之精而藏之”。说明肾之功能，肾与精是“鱼水”关系。关于“肾气”,《素问·上古天真论》谓:“女子七岁,肾气盛……三七,肾气平均……丈夫八岁,肾气实……二八肾气盛……三八,肾气平均……五八,肾气衰……有其年老而有子者何也……此其天寿过度,气脉常通,而肾气有余也。”说明“肾气”亦是指生命之本,是属于主宰人体生长、发育和衰老之物质基础。而在《内经》中,关于“精”“气”合用之概念,应用亦较广泛,如《灵枢·营卫生会》篇谓:“营卫者,精气也。血者,神气也。故血之与气,异名同类焉。”《素问·生气通天论》以调摄阴阳为“精气”基础,谓:“阳强不能密,阴气乃绝,阴平阳秘,精神乃治,阴阳离决,精气乃绝。”说明阴阳失调与身体精气(神)的内在联系是十分密切的,由此可知,精和气之提法是互通的,难以截然分开,说明“精”与“气”之名称,可以互通互用。“精”和“气”也可相互转化,统称为肾中之精气,若以精气分阴阳,则精属阴,而气属阳。肾精为物质,肾气为功能,肾精(肾阴)肾气(肾阳)为全身阴阳之本。张景岳之“补气以生精”和“补精以化气”,善补阴阳者,必于“阴中求阳”和“阳中求阴”之治疗法则,更从临床出发,进一步证实了肾阴与肾阳互根相生,肾精与肾气可分而不可离理论的实践性与科学性。

章氏认为,“命门”与肾,在解剖部位上,历来尚未取得一致意见,如《难经》认为“左肾右命”,后人多认为两肾之间为命门,但其生理功能与肾基本一致。因为肾和命门之关系,是不可分割的,古人常引用坎卦来示意,即上下两短划为阴,代表两肾,中间一长划为阳,代表命门,张景岳曾谓:“肾两者,坎外之偶,命门一者,坎中之奇,以一统两,两以包一。”将肾和命门看作一个整体,总称为水火之府,阴阳之宅。但是,《内经》指出:两肾之间有小心。此言明二者具有不同形态，所以可以合。合而为坎卦，可以分，分之则命门如一太极，因此，肾和命门在名词上是不同的，两者均应同时存在。至于肾和命门之关系，显然是十分密切的。章氏认为，在生理上，肾有“伎巧”“作强”功能，此种功能，有赖于命门之促进，命门中之真阳，有赖于肾精之滋养。

关于命门之功能，章氏总结前贤三个比喻来说明：一是比作走马灯。灯之转动，有赖于灯中央之火，火旺则动速，火微则动缓，火熄则寂然不动。命门正如灯中之火，命门火之旺盛、衰微、熄灭，足以影响全身机能，因此命门就是“立命之门”，是生命之根，在维持人体正常活动上，起着主导作用。二是比作灶底之火。锅中米饭煮熟，须用火煮，少一炬则迟熟，加一炬则速熟，火力不足则不能煮热。人体营养依赖于后天水谷精微，而主要在于命门之火，使脾土健运，水谷易于消化，所以命门为先天，犹如壮火，先天更重于后天。三是比作门户之枨阖。静而阖，涵养着一阴之真水，动而开，鼓舞着龙雷相火，犹如枨阖，具有开阖之作用。

综上所述，章氏认为：从坎卦来看，命门是以阳为主；从命门本身太极来看，太极生两仪，便是命门之真阴真阳。犹如《类经》中说：“两肾中间之命门，即人身之太极，水火即生于此。水火即元阴元阳，亦称真精真气，命门之阴精，即阴中之水，命门之阳气，即阴中之火。”《沈氏尊生书》谓：“命门之火涵于真水之内，并非火是火，水是水，截分为二。”因而，真阴真阳之相依相存，相生相长，便是水火既济，所以命门之作用，虽然突出在阳气方面，但不能片面地只重真阳而忽视真阴。

通过以上对肾阴肾阳互根，肾精与肾气互化，命门为元气之根，立命之本的探讨，我们也不难得出肾为先天之本，精血之海，阴阳之宅的结论。章氏关于肾在解剖结构上，生理功能上有内肾、外肾之分，外肾为肾藏精之处，以及肾之具体生理功能及病理生理变化，本文已有专节讨论，故不再赘述。

现代肾学研究与章氏学术思想联系

中医学把五脏的“肾”看得极为重要，认为肾是精神所舍和元气所系的脏器。“肾”学发展到明代，出现了命门学说。其中将肾阴与肾阳（即真阴与真阳）作为人的生命根源，以阐发肾阴肾阳是如何对机体进行正确的阴阳调节为核心内容，这与现代医学重视机体内如何调节控制的研究相吻合。那么，中医学的“肾”究竟是什么呢？自60年代起，国内许多研究机构和专家学者对“肾本质”和“肾功能”进行了多方面的研究和探讨，使肾学研究达到高潮，卓有成效。研究大致归纳为：在内分泌方面，上海第一医学院脏象专题研究组的研究发现，不同病种，按照中医理论辨证为肾阳虚患者24小时尿17羟皮质类固醇量普遍低于正常值。尿17羟皮质类固醇是肾上腺皮质的代谢产物，肾上腺受脑下垂体的管制，用促肾上腺皮质激素（ACTH）二日静脉滴注试验，肾阳虚者出现低下或延迟反应，而于补肾调整阴阳后即可复原，证实了肾和肾上腺皮质的密切关系。故而推论中医学的肾阳虚可认为具有垂体－肾上腺皮质系统功能低下的表现。由于垂体还受制于更高的中枢，经更深入全面的观察测定，进一步证明了肾阳虚具有下丘脑－垂体－肾上腺皮质系统不同部位、不同程度的功能异常，并发现肾阳虚者的肾上腺、甲状腺、睾丸、卵巢都有功能低下的形态学改变。研究结果初步说明："肾虚"是有物质基础的。实验认为：肾虚的涵义显然提示着与神经内分泌系统失调有关。

在免疫方面，实验研究发现，肾阳虚患者的细胞免疫功能低下，其玫瑰花环形成试验与淋巴细胞转化试验均较正常者为低。在用温补肾阳药后，慢性支气管炎患者的血清免疫球蛋白A与G均在正常范围内有明显升高，说明补肾药对体液免疫也有调节作用，因而"肾"与人体抗病能力的强弱有着密切的关系。现代医学认为，机体免疫稳定功能是神经系统在起调节作用，并通过垂体－肾上腺皮质系统来维持相对稳定，由于补肾法可明显作用于下丘脑－垂体－肾上腺皮质系统，故推断可能通过提高神经内分泌的兴奋性，从而调节非特异性免疫功能，发挥"肾"的抗病适应作用。

对于肾功能的研究，实验发现尿17羟皮质类固醇测定与冷压试验，在肾阴虚与肾阳虚患者，因用药过偏有临床阴阳症状转化时，也有相应的转化，从而证明阴阳是有共同的物质基础的，调节肾中阴阳应按阴阳互根的观点进行，才能不致有偏，并从而提高疗效。实验还认识到，大剂量激素是阳胜耗阴，从而采用滋阴降火的中药配合激素同用，中西药取长补短，发挥了激素的作用，又减轻了激素的垂体－肾上腺皮质系统的反馈机制，并发现滋阴泻火药比温补肾阳药在临床上能更好地拮抗地塞米松对垂体－肾上腺轴的抑制。由此得出，调整肾的阴阳将是提高补肾疗效的关键，而肾的阴阳失调，也往往是肾虚的核心问题。

综上所述，国内的临床、实验、病理等研究，虽已初步揭示了中医学的"肾"与现代医学的内分泌、免疫关系密切，但目前还只是涉及肾阳虚的本质为多。然而，中医学“肾”所涉及的面很广，下丘脑－垂体－肾上腺皮质系统固为其中一个很重要的部分，但决不等于是全部内容。

多年来，章氏孜孜以求，研究肾学，从肾学理论至肾学临床实践，从认真学习古今名家“从肾论治”医案，至借鉴现代肾学研究之成果，对照中医学病证，验之于临床，无一不在求证肾学临床实用价值。在现代肾学研究的启迪下，章氏认为，从宏观上研究中医学，从微观上研究肾学及其他学说，使中医学更能发扬光大，为人类造福。

例如，在关于滋阴学说与免疫学问题的探讨中，章氏认为，免疫的总概念，是机体具有保存自己，识别“非己”抗原，并与之作斗争的能力。这与中医所说的扶正，使机体“正气存内，邪不可干”相一致，因此中医“扶正”就包括了免疫学内容，而滋阴学说就是扶正的主要内容之一。因为：“阴者，藏精而起亟也；阳者，卫外而为固也。……内外调和，邪不能害。”又因为“肾主五液”，五脏六腑的阴都由肾水来供给，五脏六腑的阳都由命门之火来涵养，所以在具体探讨如何提高机体免疫功能和促进机体抗体形成，以及减轻或消除免疫抑制治疗所引起的副作用时，离不开对“以肾为本”的具体研究。在丰富的临床实践中，章氏总结出补阳（补气）药如黄芪、人参、淫羊藿、巴戟天等，有提高机体免疫功能和促进抗体形成的作用。补阴药如生地、熟地、白芍、女贞子、旱莲草、玄参、麦冬等，则有抑制免疫功能亢进的作用。在临床上，使用滋阴疗法可以减轻和消除激素的副作用，对施治过程中逐渐撤除激素有着极大的帮助。

在对老年学和老年医学的研究中，章氏认为，现代医学通过肾虚的原理研究，从而来研究衰老的理论是中西医结合的一个捷径。衰老学说中以神经内分泌及免疫学说掌管整体调节，比较符合中医的特色。现代肾学研究通过肾阳虚患者和老年人在神经内分泌、免疫上的对比研究，用药物验“证”，以观察补肾法延缓神经内分泌免疫各方面的衰老进程，都得到了比较肯定的结论。说明神经内分泌免疫的调节功能衰退，在衰老理论中占有重要的地位。实验结果显示，补肾法可作为延缓衰老的主要手段。这与中医学历代方书所载延年益寿方药，以补肾药为最多极相符合。虽然对用滋阴还是温阳，持有不同观点，如针对老年人多有阴虚阳亢的特点，有推崇元代滋阴派朱丹溪的“阳有余阴不足论”论，认为摄养阴气与老年延寿密切相关；但也有推崇明代温补学派张景岳的“阳非有余，阴亦常不足”论，而按阴阳互根观点用左归丸与右归丸的，但都说明衰老与“肾”关系密切，也与阴阳失去平衡有关。章氏认为，阴阳任何一方的衰退所造成的不平衡，均可促其衰老，因而调节阴阳，使之平衡，对于防衰老，延年益寿有重要意义。《素问·上古天真论》说：“和于阴阳……此盖益其寿命而强者也。”从而主张在临床上应根据具体情况，采用滋阴或是温阳，不可一概而论。并认为现代肾学研究对以补肾法延缓衰老用药上，提供了既有传统中医理论渊源，又有现代科学依据的方药。

在探讨保健运动是保持老年健康的方法时，章氏指出，以气功和太极拳作为辅助手段，治疗老年生理性肾虚，达到抗衰老的目的，无疑是非常合适的。如《素问·刺法论》说：“肾有久病者，可以寅时面向南，净神不乱思，闭气不息七遍，以引颈咽气顺之，如咽甚硬物，如此七遍后，饵舌下津令无数。”按中医理论，气功锻炼亦能调整阴阳，因为“肺为气主，肾为气根”，气功之调整呼吸和“意守丹田”有强肾的含义。张景岳也说：“丹田是为气海，即命门也。”

现代医学认为，内分泌系统的调节作用，是机体在复杂的环境中维持稳定的重要保证。衰老的一个明显特征就是机体稳定性的下降和适应能力的减退。内分泌功能的老年性改变是导致这一减退的重要原因。气功和太极拳锻炼通过“意守”能调节神经中枢平衡，实现对老年人内分泌系统多方面、多层次的改善作用。如此既可强健身体，又可治疗疾病，达到不用药物而能祛病强身、抗衰老的目的。

章氏认为，中医现代肾学研究的目的，应立足于创立能指导实践的，中西医结合的新医学理论。“实践才是检验真理的唯一标准”。章氏积五十余年的临床经验认为，肾虚从本质上而言，往往是阴阳俱虚，肾阴虚或肾阳虚往往不是绝对区分，阴损常可及阳，阳损常可及阴。因此补肾之法，则应以阴阳双补为基础，临证用药需选用温柔之品，温以通阳振颓，柔以滋阴填精，温柔相合，刚柔相济，则阳气自复，阴精自生。同时认为有肾虚，必然有肾实。实践证明，肾实证与泻肾法，古有记载，今日临床亦屡见不鲜。因而从肾论治必然包括肾实，根据治肾开合相济原则，运用“以泻为补”或“补泻相兼”的法则治疗临床急症，往往获效颇速。只是临床印象是：肾阴虚者多于肾阳虚，肾虚证多于肾实证，只是多与少之分，不能是有与无之分。对于肾实证、肾阴虚的更深层次的现代研究，还有待于我们进行锲而不舍的努力。

章氏论肾病病理特性

章氏认为，脏腑各具有不同的生理功能，因而其病理特性也因生理功能有别而各具特征，肾病之病理特征，临床印象可概括为：肾虚证多于肾实证，肾阴虚多于肾阳虚，具体特性则有“肾恶燥”“肾阴常虚”“肾精易耗”“肾火宜藏”“肾阳易衰”“肾不纳气”“肾为寒水之经”“诸寒收引，皆属于肾”以及“肾实证多表现在下焦”等。

肾恶燥：《素问·脏气法时论》谓：“肾苦燥，急食辛以润之，开腠理，致津液，通气也。”章氏认为，朱丹溪等医家，反对用刚燥僭热之品，如附子之类以作补肾之药，正是因为“燥则精竭涸”也。

肾阴常虚：《素问·逆调论》有“肾脂枯不长，一水不能胜二火”之说，水指肾属阴，火指君火、相火属阳。《格致余论》说：“五行之中，唯火有二，肾虽有二，水居其一，阳常有余，阴常不足，故经曰一水不能胜二火。”此论述说明，就五脏五行而论，心火多实，相火易亢，肾水多虚，且相火妄动为贼邪，也能灼耗肾水，故有的医家直以阴虚名肾虚。章氏认为，滋阴学派朱丹溪的著名论点“阳有余，阴不足论”即指肾阴常虚而言，其创抑阳扶阴为治肾大法，补肾诸方，如大补阴丸、虎潜丸、补天丸、消渴丸方，都加以苦寒之品，目的即在于泻火存阴，涵养天一真水。

肾精易耗：精藏于肾，肾精难成而易亏，此论在上面已有详述，故此处从略。章氏认为，五脏各有阴精，精、津、液、血、髓统属阴精，全赖肾水来供给，都由肾精来化生，而人体在漫长的生命活动中，操劳伤肾元，房事损肾精，久病耗肾水，误补误治亦伤阴，如此诸端，肾水阴精岂能不易耗耶？

肾火宜藏：肾属坎卦，水包火外，火藏水内，如果寒水之气（邪）太盛，迫阳上越，或肾水（正）虚亏，阳不恋阴，虚阳浮越，均称为龙雷之火上浮，为肾火失藏之病理变化。章氏认为，肾火宜藏不宜外露，前贤多有论述。如马元仪提出“肾阳贵凝降”；张仲景用“引水归元”法治疗“戴阳证”；张景岳制“镇阴煎”以上纳浮阳；冯楚瞻治肾习用五味子、牛膝，使肾火守位而不外露；叶天士补肾常用蚧类重镇之品，目的在于镇摄虚阳；徐灵胎指出治肾火宜咸寒与温热二法，目的亦在使肾火归位藏纳。因此，诸家论肾、治肾之方法，均说明肾火宜藏之理，临床应予借鉴参酌。

肾阳易衰：章氏认为肾为水脏，肾阳居于水中，命门为水火之宅，在肾中阴阳失调的状态下，阳不足则阴更盛，阴气盛则阳益衰。如水肿患者，由于水气过盛，水为阴物，过盛则损阳，以致肾阳虚衰，阳不化气，水气四溢，水益多而阳益衰，终致阳衰难复，命门衰竭而亡。故《景岳全书·阳痿篇》指出：“火衰者，十居七八，火盛者仅有之耳。”《素问·至真要大论》谓：“寒水受邪，肾病生焉。”此外，久病不愈，损及脏腑气血，由阴损及阳，化源不足，亦可逐渐发展成肾阳衰弱。

肾不纳气：肾不纳气实系“肾虚不能收气归源”之义。章氏认为，肺主肃降，肾主收藏，二者为俯仰之脏，子母相属。张隐庵《素问·脏气法时论》注曰：“肾为生气之源，肺主周身之气，以司呼吸，生气衰于下，故不能根息于上耳。”此语析理甚为贴切，此后明·薛己等一致认为，肺肾两虚，冲气上逆，虚气不降，必然出现喘促现象，其治疗方法，不外补肾、理肺、养心三大原则。

诸寒收引，皆属于肾：此条见于《素问·至真要大论》篇。章氏认为：本条“寒”与“收引”，既是一体，又特别突出“寒”字为辨。“寒”既可为病因，也可为病证，证必有因，其因不越内寒、外寒，外来之寒为水气通于肾，外寒之所中，常见先有内寒，以内外相召，乘虚留舍之故。内寒是主宰一身阳气的肾气虚极所致，但无论内寒、外寒，其性则一，即损伤阳气，主收引，主凝滞，其中阳气之损伤是根本。阳气者，若天与日，精者养神，柔者养筋。肾中真阳是人体阳气之根本，对机体各脏腑组织起着推动温煦作用。肾阳不足，内寒偏盛，若遇外来之寒，内外相召，使受邪之地，发为“收引”，因“寒”而“收引”，治必从肾。

肾实证多表现在下焦：历代不少医家认为“肾无实证”，故在治疗上也相应地提出了“肾无泻法”的观点。但是，早在《内经》就有肾实证的记载，如《灵枢·本神》篇谓：“肾气虚则厥，实则胀。”章氏认为，五脏病变，均有阴阳虚实之别，肾脏亦不例外。明·张景岳在《景岳全书·传忠录》中指出：“肾实者，多下焦壅闭，或痛或胀，或热，见于二便。”肾开窍于二阴，二便不通，为肾实无疑，临床所见湿热下注之“热淋”“沙石淋”“膏淋”“滑精”，皆为肾经气化失常，开阖不利，发为“水肿”等病，无一不因病邪病位在肾，治法用药以泻肾为要，代表方如千金泻肾汤、张锡纯的清肾汤等。

肾病诊法辑要

肾之病证，多与其生理功能相关，生理功能异常，则“有诸内必形诸外”，临床上就会出现相应肾病症状。又因为“肾为五脏之本”，其与诸脏腑、经脉相连，相生相克，联系至为密切，所以肾病症状也常常表现在其他脏腑和经络证候之中。本节简要介绍章氏对肾病辨证的主要经验如下：

1. 主症辨证

眩晕：章氏认为，眩晕皆由肾精亏虚以致脑髓不足；风邪易犯，肾水不足，水不涵木；肝木生风化火，两阳相搏，病因火动，以致眩晕。

耳鸣耳聋："肾开窍于耳"，"肾气通于耳，肾和则耳能闻五音矣"。"髓海不足，则脑转耳鸣"。肾精虚亏，是造成耳鸣耳聋的重要因素。

健忘：《类证治裁》谓："健忘者，子徒然忘义，尽力思索不来也，夫人之神宅于心，心之精依于肾，而脑为元神之府，精髓之海，实记性所凭也。……小儿健忘者，脑未满也，老人健忘者，脑渐空也。"健忘证与肾精亏虚、脑髓不足有密切关系。

善恐：恐为肾志，《灵枢·经脉》篇谓："肾足少阴之脉……气不足则善恐。"如因久病失精，房劳过耗，精气内亏，则表现善恐。

盗汗：《张氏医通·杂门》谓："包络之火，郁发也，肾之阴不能退藏于密，则盗汗出。"说明盗汗发生可因肾阴不足，封藏失职而致。

喘息：《难经》谓："呼出心与肺，吸入肾与肝。"喘息之作，责之于肾，肾为气之根而主纳气，与肺同司气体之出纳。若肾虚下元不固，或肺气无所主，而致肾失摄纳，气不归元，阴阳不相接续，呼多吸少，气息短促而为喘。

水肿：肾者主水，《金匮要略·水气病》篇谓："水之为病，其脉觉小，属少阴……"水肿之形成，虽为肺、脾、肾三脏相干，但关键在肾，肾虚则开阖无能而使水妄行。

腰痛：《素问·脉要精微论》谓："腰者肾之府，转侧不能，肾将惫矣。"腰为肾之外候，肾气虚邪易入侵，反之外邪亦能影响肾气不足。外感因受风寒湿邪阻塞脉络，内伤则因肾精亏损，不能濡养经脉所致。

骨痿：痿证有五，骨痿是其中之一。肾主骨生髓，《素问·痿论》谓："肾者水脏也，今水不能胜火，则骨枯而髓虚，故足不任身，发为骨痿。"章氏认为，骨痿重在补肾为主。

下消：《灵枢·本脏》篇谓："肾脆则苦病消瘅易伤。"《石室秘录》谓："消渴之证，虽分上、中、下，而肾虚，以致渴，则无不同也。故治消渴之法，以治肾为主，不必问其上中下三消也。"

遗精：肾藏精，《景岳全书》谓："梦遗、滑精，总皆失精之病，虽表现有不同，而所致之本则一。"病因于肾虚不固，心肾不交，君相火旺，或湿热下注，扰动精室而致。

早泄：早泄为"未交即泄，或乍交即泄。"主因是肾气虚损，或先天不足，或房劳不节，或久病之后，有肾阳虚与肾阴虚之分。"

阳痿：清·张璐谓："阳痿当责之精衰。"肾虚则藏精不充，或命门火衰，肾气虚寒，或恐惧伤肾，均可导致阳痿。

不射精：肾藏精，精液不能射出，实为肾气虚弱之一种表现。

强中：即阴茎异常勃起，经数小时、数日，甚至逾月不衰。章氏认为此病多由嗜色纵欲无度，肾精耗伤，阴虚火旺，或过服温燥助阳之药所致。

癃闭：肾开窍于二阴，癃闭正是肾之疾病。《圣济总录》谓："肾脏不足，气不传化，膀胱有热，水道不宣，故小便不通也。"

淋证：朱丹溪谓："诸淋所发，皆肾虚而膀胱生热也。"

章氏认为：淋之病因，除肾与膀胱积热外，尚与七情、饮食、房劳所伤有关。

遗尿：多发生于儿童，《灵枢·九针》篇谓："膀胱不约为遗溺。"膀胱之功能，有赖于肾阴充盛，肾阳温煦，肾为水脏，中藏相火，膀胱为肾之府，肾又主前后二阴，故肾虚者膀胱气化失司，可以导致遗尿。

尿血：《素问·气厥论》谓："胞移热于膀胱，则癃溺血。"《丁甘仁医案》亦谓："肾阴不足，君相之火，下移小肠，逼血下行，小溲带血。"因此，尿血病因为肾阴虚和邪热内迫，病位在肾与膀胱。

不孕证：女子肾亏而不孕者，表现为月经不调，或月经量少，血色暗淡，经期后延或闭经，小腹冷或少腹疼痛，性欲淡漠，腰酸腿软。男子肾亏而不育，常有遗精、阳痿、早泄、不射精等症。总之，不孕不育与肾元虚亏，精气不足最为相关。

崩漏：崩漏与冲任失调有关，冲任二脉皆起于胞中，胞脉又系于肾，崩漏与冲任二脉之损伤，肾气不足有密切关系。

小产、滑胎：多属肾气不固，胎元虚弱，因为胎系于肾，肾气壮则胎固，肾气虚则胎滑，肾虚不能滋养胎元，胎气不固，则易小产或滑胎。

小儿解颅：亦称"囟门不合"。《幼幼集成》谓："解颅者……"由于禀赋不足，先天肾元大亏，肾主脑髓，肾亏则脑髓不足，故颅为之解开。

口咸：《素问·阴阳应象大论》谓："咸生肾。"口中出现咸味，是肾病外候。

面黑：《灵枢·五色》篇谓："五色命脏……黑为肾。"

《证治准绳·察色要略》谓："黑以属水，主寒，主痛，乃足少阴肾经之色也。"此色多为肾阳不足，寒湿太盛，或血运不畅，瘀血阻滞，或肾阴亏虚所致。

白发、脱发：《素问·六节脏象论》谓："肾者……其华在发。"肾之强弱，决定于须发之枯荣，无论白发、脱发，皆由肾精亏虚所致，与肝也有关系，肝藏血，发乃血之余也。

睾丸疝：睾丸属外肾，外肾患病，应属于肾。

2. 肾之脉象 《素问·脉要精微论》谓："肾脉搏结而长。""尺外以候肾。"《素问·平人气象论》谓："平肾脉何来？喘喘累累如钩，按之而坚，曰肾平，冬以胃气为本。"于此可知，肾脉部位在尺，肾脉主象为沉，肾之平脉沉而有力。脉学家王叔和著《脉经》，曾详细论述尺部脉象主证及治法。他谓："尺脉浮：下热风，小便难……；尺脉紧：脐下痛……；尺脉微：厥逆，小腹拘急，有寒气……；尺脉数：恶寒，脐下热痛，小便赤黄……；尺脉缓：脚弱不肿，小便难，有余沥……；尺脉滑：血气实，妇人经脉不利，男子溺血……；尺脉强：小腹痛，脚下拘急……；尺脉弱：阴气少，发热，骨烦……；尺脉涩：足胫逆冷，小便赤……；尺脉芤：下焦虚，小便出血……；尺脉伏：小腹痛，癞疝，水谷不化……；尺脉沉：腰背痛……；尺脉濡：苦小便难……；尺脉迟：下焦有寒……；尺脉实：小腹痛，小便不禁……；尺脉牢：腹满，阴中急……"

3. 肾之舌象 察舌以测知肾之变化，主要是舌质（舌体）之变化，舌苔与肾关系不明显，因为舌体本属心经，"心开窍于舌"，但舌根部仍属肾。舌裂：舌上出现裂纹，其形有横、纵、人字、川字、井字形等。多见于肾阴虚，伴有舌绛少津。舌胖：舌体虚浮肿大，色淡而嫩，边有齿痕，多见于肾阳虚。舌剥：舌苔剥落不全，剥落后光滑无苔，俗称“地图舌”，多属阴虚，有肾阴虚与胃阴虚不同。舌衄：舌上出血，舌红苔少，或舌体瘦瘪而红，唇赤，属肾阴虚。舌红绛，舌呈深红或鲜红，多见于温病后期，或某些慢性病后期，正虚邪衰，肾阴虚者。镜面舌：舌上光滑无苔，或如猪肝，舌绛而光，其色干枯不鲜，扪之无津，得之于重病或恶性病后期，肾阴欲绝者。

章氏论肾病治则

章氏认为，治肾之法不离“虚者补之”“实者泻之”之原则，前者在“肾元易虚”的思想指导下，为肾虚证而设；后者用于肾实证，尚有“以泻为补法”，开辟“补泻相兼”之途径。无疑是为肾病“本虚标实”或“虚实夹杂”证所取舍。经云“损者益之”，而肾虚有阴阳、深浅、久新之不同，补亦有温柔、峻缓、滋清之各异。章氏补肾必先别阴阳，治肾则又阴阳兼顾，其要义在于阴虚多热象，阳虚多寒象，肾阴虚衰宜滋补肾阴为主，肾阳虚衰宜温补肾阳为主。治则大法不能含混不分，但在处方遣药施治时，又要阴阳兼顾。因为很少病者单纯阴虚或单纯阳虚，不过有的偏于阳虚，阴虚中有阳虚存在，阳虚中有阴虚存在而已。此外，从肾阴肾阳互根互化的观点出发，有如张景岳所说：“善补阴者，必须阳中求阴，则阴得阳升，而源泉不绝；善补阳者，必须阴中求阳，则阳得阴助而生化无穷。”因此，临床辨证施治必须认真权衡，既要区别阴阳，又要阴阳兼顾。

人是一个有机的整体，肾脏不可能孤立存在，五脏六腑之间，生克乘侮，均有联系，息息相关。肾病可以影响其他脏腑，其他脏腑的病变也可以影响肾脏，因此，肾病不可能是孤立的。临床也不能单纯“从肾辨证”和“从肾论治”，其中肾病每一病因病机，都与诸脏腑有关系，论治肾病亦必须与相关脏腑的病变一起考虑。“实者泻之”，泻肾法用于肾实证，所治病证如肾中风、肾中寒、肾胀、肾著、肾积、肾水、肾热、肾实热等证。《素问·通评虚实论》谓：“邪气盛则实。”章氏认为，邪在肾则不外风寒湿热等邪气犯肾。虽有《内经》曰“风雨寒热，不得虚，邪不能独伤人”，然病邪入肾之候有令人卒心痛、暴胀、胸胁支满，耳中策策痛，亦令大便难，令人喘逆等，都是一派邪实之证，并非虚候，所以“急则治标”，但用泻肾与本无损。临证上以肾实热证、湿热证较为多见，另有肾胀、肾积诸证皆因肾气郁滞，留结则为积为胀。叶桂在《临证指南医案》中有“精瘀”之称，乃肾之瘀血证，亦属此病范畴。肾主水，司二便，主开阖，水湿瘀结停聚使肾实气滞而水生，其上可见肾风，其下可罹癃闭，水湿潴聚于下，泛溢肌肤，发为水肿，此证尤须权衡标本缓急，若标急于本则急当疏解治标为主，反之则扶正祛邪，标本兼施，泻肾法还可用于肾经相火腾越。盖肾寓相火，人之情欲多，有妄动，动则俱能化火，是为邪火，如张景岳谓：“相火之病，能焚能燎。”此当清泄肾中火邪为治。章氏指出：肾实之证，临床可见诸于耳痛、耳聋、奔豚、腹胀、腹满、腰痛、水肿、淋浊、癃闭、不孕、遗精等病证，故泻肾法可广泛用于内、妇、儿等科。但是泻肾之时，应当注意辅正祛邪，苦寒适度，阴阳兼顾，掌握时机，中病则止。由于肾脏之特殊性，切忌泻肾不当，犯“虚虚”之误。

章氏勤求古训，积多年研究古籍与临证实践之经验，归纳“以泻为补”治肾方法主要有五条：①泻火益阴法：章氏认为一般而论，肾火属虚，虚火当补，不可用泻，但此言其常。如果妄动炎炽之相火亢烈无制，必定狂荡为患，成为涸水灼阴之主因时，就应运用丹溪“苦寒益阴”，以泻为补之方法，选用知母、黄柏之类以逆治为主。②破阴回阳法：张仲景治寒邪盛兼正阳微者，用四逆汤，是以姜附温散逐寒阴为主攻，故寒邪一除，即不宜再用或多用等。③利水补肾法：章氏认为，利水药用之不当，可以伤阴，用之得当，也可以补阴。如唐宗海谓：“水邪不去，水阴亦不能生。”退烧则阴亦生，利水则阴亦畅。”因为肾虚可使水液不归正化，或凝集而成痰浊，或停蓄而成水邪，痰浊与水邪反过来又妨碍水阴之生成。此时若祛旧水，又补新水，使肾经开阖有度，邪祛则补药得力，病必自愈。如水肿病之有肾虚现象者，在水肿尚盛时，每以利水为主，补肾为辅，除旧补新，必收殊功。④祛瘀补肾法：此法用于肾虚血瘀之证，证因虚而致瘀，瘀而致虚，二者互为因果，故而瘀血不去，新血不生，久虚难复，所以当以祛瘀为主，通过行瘀达到推陈致新之目的。章氏指出，祛瘀方法，除必须运用行瘀药外，尚须辨明病是从湿化，或从燥化。如病从湿化，痰瘀交阻，就应该痰瘀同治，如硝石矾石散之法；如病从燥化，因燥致瘀，就应润燥行瘀，如猪膏发煎之法。⑤泻南补北法：此为泻火益阴法之一种。章氏认为，火有君火相火之分，故清火亦君相有别。相火灼阴，治在肝肾，用知母、黄柏、丹皮等清之。真阳欲竭、壮火复炽是心火无制而上炎，肾水不济而虚亏之少阴热化证，仲景立黄连阿胶汤主之。方以黄连、黄芩等苦寒之品直折有余之火为主，使心火得凉而降，泻南正所以补北，复以鸡子黄养心血而宁神，白芍和营血而敛阴，以柔济刚，使苦寒不致化燥，更以阿胶滋肾水以上潮，以泻法之手段，达到补正之目的，以泻为补也。

章氏对湿热证的研究

论外感与内伤湿热的机理

章氏对湿热病邪进行了外感与内伤的区分。外感湿热多因感受湿热之邪所致。内伤湿热则由于脏腑失调，如肝木过旺，脾土失运等，湿热内生。内外病机不同，证候有别，治法迥异。本节分别论述外感湿热与内伤湿热病机与证治。

1. 浅谈外感湿热的病机及证治　外感湿热是以“湿热证”为要点，也是时令病之一。外界湿热之邪，直中人体，如春夏两季，每遇久雨暴暖，湿郁热蒸，容易发病。湿热交蒸，侵袭人体，加之人体素质脾虚，正气不足，湿热之邪便会郁遏机体而发生病变。适逢人体正气虚弱，外感湿邪，卫阳不能鼓荡湿邪外出，反被湿邪阻遏，郁久化热。如久卧湿地，雨淋露侵，或贪凉饮冷，寒湿之邪内阻，阳气被郁，郁而化热，故发为“湿热证”。薛生白在《湿热病篇》中，对“湿热证”的病机及其论治，条分缕析，给后世治疗“湿热证”作出了先导。《湿热病篇》首先指出：“湿热证，始恶寒，后但热不寒，汗出胸痞，舌白，口渴不引饮。”此乃“湿热证”的提纲。

“湿热证”属阳明、太阴。胃气虚则病在阳明，中气虚则病在太阴。但又有表里之分。其“始恶寒”者，因阳为湿遏而恶寒，终非同于“伤寒”之寒伤于表的恶寒。“后但热不寒”，因郁久而成热，反而恶热，热盛阳明则“汗出”，湿阻阳明则“胸痞”，湿邪内盛则“舌白”，湿热交蒸则苔黄，热则液不升而“口渴”，湿则饮内留而“不引饮”。表者，乃太阴、阳明之表，而非太阳之表；太阴之表为四肢，阳明之表为肌肉与胸，故胸痞为“湿热证”必有之征，四肢倦怠、肌肉烦疼，亦必兼见。其临床常见表现：开始微恶寒，继之发热，个别有高热，低热多见，热势缠绵，汗出溱溱而热不退，口渴欲饮或不欲饮，大便或干或溏，咳嗽或不咳，舌苔黄腻或薄黄微腻，脉濡数，病程一般在一周左右，服药后一二天即可退热，少数可延至三周左右，个别因治疗失当，时间可能延长一些，但预后良好。理化检查：白细胞低于正常，个别也有增高的。临床诊断：类似于现代医学的“病毒性感冒”“沙门氏菌属感染”。治则：宜宣畅气机、清利湿热。表湿重热轻者：方用藿朴夏苓汤；里湿重有伏热者，方用三仁汤；湿热并重者，方用甘露消毒丹。

2. 浅谈内生湿热病机及证治　内生湿热是因人体脏腑受损，功能失调，水液代谢受阻，湿从内生，郁而化热，从而产生的病理变化，也是脏腑辨证组成部分，通过辨证分析，可以确定疾病的具体病变部位和病理变化过程。内生湿热直接影响到脏腑的有心经湿热、肺经湿热、肝胆湿热、脾胃湿热、肾与膀胱（小肠）经湿热、大肠经湿热、下焦肝经湿热等。

心经湿（痰）热：本证由于情志不适，思虑过度，气机失畅，郁而化热，灼津成痰，痰与火结，内扰心神所致。主要表现在神经精神方面：如痫证的突然发作，口吐涎沫，抽搐昏倒；癫狂的狂躁不宁，默默不语，或语无伦次，不避亲疏，不知秽洁等；或中风昏倒，不省人事，半身不遂，喉间痰鸣。这些疾患，皆由于湿热生痰，痰火交结，迷阻心窍，神明失主。本证临床常见于癫痫，精神分裂症，脑血管意外等病。治宜清热化痰、开窍，方用导痰汤、礞石滚痰丸、牛黄清心丸、至宝丹、安宫牛黄丸等。

肺经湿（痰）热：本证由于外感风热，或风寒入里，郁而化热所致；邪热蕴肺，煎熬津液成痰，痰热胶结，阻于气道，使肺气失降。脾虚生湿，湿生痰，痰湿贮于肺脏，久而化热，湿热内蕴。主要表现为咳嗽痰多黄稠，哮喘，胸膺胀满，呼吸急促，咳痰黏腻不爽，或兼寒热胸痛，或唾脓血腥臭，口干而渴，便结尿赤，舌红，苔黄腻，脉滑数。本证常见于老年慢性支气管炎、肺炎、支气管哮喘、肺结核、肺脓疡等。治法：清肺化痰，方用清气化痰丸；宣肺化痰，方用射干麻黄汤；清热化痰，方用麻杏石甘汤；肃肺化痰，方用桑杏汤；清燥化痰，方用清燥救肺汤；化痰排脓，方用千金苇茎汤；燥湿化痰，方用二陈汤。

肝胆湿热：本证多因感受湿热之邪；或外感疫疠邪毒；或嗜酒、多食肥腻、湿热蕴结肝胆，以致疏泄功能失常；或肝气郁结，气机不调；或肝胆郁热，克伐脾土，土虚生湿，湿热蕴结。主要表现在肝胆疾患，如两胁疼痛，脘腹胀满，或身目发黄，食欲不振，甚则寒战高热、厌油、恶心呕吐、口苦纳呆、便秘、尿赤、胁下痞块、腹胀、脉弦数或滑数、舌赤、苔黄腻。本证常见于各种肝病、胆石症、胆囊炎、肝脓疡等。治法：疏肝利胆，清热化湿。但湿与热二者临床表现，轻重并不等同，症状也不一致。如热重于湿者，可用茵陈蒿汤；湿重于热者，可用茵陈五苓散；胁痛较甚、腹胀便结者，可用疏肝利胆汤。

脾胃湿热：此证多由于感受湿热外邪，或饮食不节，湿郁化热而成，脾为生湿之源，胃为水谷之海，脾胃虚弱，水湿失于运化，蕴久化热，湿热重困脾胃。主要表现在消化道方面，如食欲不振，呕吐酸苦水，痰涎上壅，胸闷恶心，胃脘疼痛，腹部胀满，恶油腻，口黏而甜，身重困倦，大便不畅或溏薄，黏腻臭秽，甚则身热不扬、皮肤发黄、妇女带下色黄量多、舌苔黄腻、脉濡数或虚数。本证多见于急慢性胃炎、胃与十二指肠溃疡等。治法：健脾化湿、和胃泄热，方用半夏泻心汤。清热化湿，方用甘露消毒丹。

肾与膀胱（小肠）经湿热：此证多由湿热下注，膀胱气化受阻。属于下焦湿热范畴，多见于泌尿系疾患，如尿频、尿急、尿痛、尿血、尿下沙石、小便淋浊等，反复发作，甚至寒热恶心、腰痛、少腹下坠、苔黄腻、脉沉弦而数。治法：清利膀胱湿热，方用八正散。如尿中有沙石，排尿困难，或急迫涩痛难忍，牵引少腹，或一侧腰痛，可用三金排石汤，清热利湿、通淋排石；如由于肾虚而致湿热下注膀胱，可用章氏的尿道排石汤；如属于心经湿热下注小肠，舌鲜红或赤者，可用导赤散。

肝经湿热：属于下焦湿热范畴，它不同于肝胆湿热，主要表现为男子睾丸肿大疼痛，或称疝痛，妇女带下黄臭，外阴瘙痒，破溃流水，或小便淋痛，尿赤带血，脉弦数，苔黄腻。患者素有肝经火旺，克伐脾土，脾湿不运，湿热内蕴，流注下焦所致。本证多见于睾丸炎、阴道炎、宫颈糜烂、外阴炎、泌尿系感染等。治以清利肝经湿热，方用龙胆泻肝汤。

大肠经湿热：此证属下焦湿热，多发生于夏秋季节，暑湿热毒之邪，侵犯肠胃，或饮食不洁（不节），过食生冷，肠胃受损，湿热内蕴所致。临床表现为大便泄泻，腹痛，或下痢赤白，里急后重，甚则寒热，或暴注下迫，肛门灼热，小便短赤，舌红，苔黄腻，脉滑数或沉数。夏秋季感受寒湿暑热之邪，泄泻以寒湿为多见，寒湿可以化热，湿热内蕴，传导失常，而成痢疾。本证可见于急慢性肠炎、细菌性痢疾，或溃疡性结肠炎等。治以清利湿热、调气行血。湿重热轻以泄泻为主者，方用葛根芩连汤加藿香、川厚朴等；热重湿轻以痢疾为主者，方用白头翁汤；热重湿轻，里急后重，气滞明显者，方宜芍药汤。

章氏对湿热证的辨证论治

1. 谈肝经湿热的证治 肝经湿热一般属于下焦湿热范畴，是湿热之邪侵袭肝脏，循经下注而形成的阴部湿热病变。肝经循绕阴器，湿热沿经下注，浸淫阴部，形成湿疹，瘙痒难耐，郁蒸睾丸，络脉气血壅滞，故睾丸肿胀疼痛。湿热之邪熏蒸，则带下绵绵，初起其色可白，热重则黄，脉络受损，可成赤带。热邪煎熬津液，则带下稠厚、臭秽，尿赤，舌红苔黄腻为湿热之象，弦为肝脉，数为热，故本证多见脉弦数。临床常见主症有阴部瘙痒，流水，男子睾丸肿胀热痛，女子带下，或白或黄稠、臭秽，尿赤，舌红苔黄腻，脉弦数。章氏指出，湿热内蕴，久治不愈，可影响肝胆、脾胃，导致肝胆湿热、脾胃湿热等证。治法宜泻肝清热利湿为主，代表方为龙胆泻肝汤、八正散、导赤散。

热蓄肝经：若肝郁脾虚，郁久化火，脾虚生湿，湿热内蕴，肝火与湿热蕴结，注于下焦。表现为湿热带下，色黄稠，腥臭，外阴瘙痒，或口苦咽干，胁痛。治法：泻肝利湿。代表方龙胆泻肝汤。若带下不止者，加椿根皮化湿热兼能固涩。

膀胱湿热：若热郁肝经，湿阻膀胱，湿热下渗。肝经布于下焦，环阴器，故下焦湿热，多属肝经。表现为小便频数，尿赤，尿痛，甚至小便带血，腰腹坠痛，恶寒发热等，脉多沉数，舌苔多黄腻。治法：清利湿热。代表方为八正散。若有尿血者加凉血止血之品。

2. 谈肝胆湿热的证治 肝胆湿热在辨证论治中亦可见于时邪侵袭，郁而不达，以致湿热蕴结于脾胃，既不能由小便而下泄，又不能通过汗液而宣散，于是湿得热而益深，热得湿而益盛，由脾胃而熏蒸于肝胆。或者因饮食所伤，损伤脾胃，脾失健运，湿浊内生，痰湿中阻，郁而化热，湿热交蒸，上熏于肝胆者。亦有因情志失调，肝郁气滞，生湿化热，而为肝胆湿热者。临床表现有：胁痛、腹胀、呕恶、厌油、便结、黄疸，以及小便淋浊诸症，脉弦数或濡数，舌赤或暗红，苔多黄腻。治法：清热化湿。常用方如大柴胡汤、茵陈蒿汤、茵陈五苓散、疏肝利胆汤。

湿热蕴毒，邪入心营：湿热化火而充斥三焦，蕴积成毒，火热深入营血，不仅血热妄行，且可腐肉成脓，蕴毒于肝胆。表现上腹灼痛、脘腹胀满、压痛拒按，甚至壮热、烦渴、呕恶，烦躁、谵语、身目发黄，或见斑疹动血、大便燥结、小便黄赤、舌绛红、苔黄燥或光剥无苔、脉弦数。治法：清热泻火，凉血解毒。方用清营汤加茵陈、虎杖等。

章氏特别指出，火热之邪与气分有形燥屎相结，当攻下清解，若涉营血，应清营泄热，此证属气营两燔，务必双解。肝胆湿热早期，多从火化，易侵营血，通里攻下，是泄热要法，因此大黄、虎杖属寒下之品，应当早用，可截火热入营血之势，益防变于未然也。

湿热留滞，化燥伤阴：湿热久恋不去，邪从燥化，耗灼阴液，肝阴受劫。湿热还可阻遏气机，使气不布津，津液不能上涵清窍。表现为胁下隐痛，其痛悠悠不休，心烦身热，或五心烦热，头昏目眩，耳鸣健忘，咽干舌燥，舌红少苔，或光剥少津，脉弦细。治宜养阴润燥、柔肝利胆。方用一贯煎加味。

章氏说治湿热宜清热利小便，故曰治湿不利小便，非其治也。但湿热之证，亦有忌利者，湿热伤阴便是，阴气已伤，而复利之，则湿热未消，而精血已耗，属阴虚湿热，故不能单纯清利，只宜养阴润燥，柔肝利胆，而除肝胆湿热。

热郁耗气，湿困中土：湿热不尽，热可耗气，湿可困脾，或长期服苦寒清热利湿之品，均可使脾气受损，运化失司，胃气壅滞。表现为面色萎黄不华，胁下胀痛，胸闷脘痞，不思饮食，食后腹胀，四肢倦怠，大便干结，溲淡黄，舌淡红，苔腻，边有齿痕，脉虚无力。治宜补脾益气，淡渗利湿。方用参苓白术散加茵陈。

章氏说：湿邪困脾，多伤脾阳，治疗应用温脾燥湿之品，然湿热伤脾，多伤脾阴。长期服用苦寒药，亦可耗伤脾阴，使脾失于濡养，不能为胃行其津液，则胃气壅滞。

湿热阻络，瘀血内停：湿热困阻脉络，留滞脏腑，阻遏气机，肝胆疏泄不利，久则阳气虚损，鼓动无力，血液运行不畅，而停滞胁下。表现为胁下刺痛，痛处固定，或牵涉肩背，少气懒言，面色少华，舌紫暗，脉细涩。治宜补气益血，通经行滞，方用归芍地黄汤加丹参、郁金、茵陈等或膈下逐瘀汤。

章氏常说：气血犹如源泉，盛则流畅，衰则壅滞，久病湿热，耗伤气血，继则肝肾精亏，不能化气，虚则无有不滞者，肝脉气滞则血瘀胁下，若用方不知培补气血，而拘泥于行滞通经，势必愈通愈滞。故此慢性肝胆湿热而兼瘀者，应益血行气，佐以行滞通经，气血充足，脉络通畅，瘀血自去，湿热亦清。

3. 谈脾胃湿热的证治 脾胃湿热多由于脾胃湿困日久，郁而化热，或其人多食油腻醇酒炙煿，一方面损伤脾胃，另一方面产生郁热，也可形成脾胃湿热证；或其人先是外感湿热病邪，留于脾胃，影响脾胃运化功能，因而出现内生湿热，内外合邪而成本病。由于湿热内结，不易清化，一般形成慢性过程。临床主症：脘腹痞胀隐痛，或按之作痛，纳呆，恶心，呕吐，大便溏而不爽，或大便干结，其味臭秽，小便短赤，口苦口腻，口渴不欲饮，或饮下不适，欲进清凉食物，但食后不适，苔黄腻，脉濡细或弦滑。治法：健脾化湿、和胃泄热。方用半夏泻心汤、甘露消毒丹、三仁汤等。

湿热交合蕴脾，由于外感湿热之邪及中焦内生之湿热，蕴结于脾，使脾之功能受阻。在我国江南地区，地薄土湿，气候炎热，有的地区一年之中有 7 个月处在长夏之令，其间温度、湿度偏高，在外界环境中，湿气和热气交合已盛，因而长夏为湿热疾病多发季节。江南春夏气候湿热相半，湿热之气容易蒸腾，多由口鼻上受。薛生白《湿热病篇》曰：“湿热之邪从表伤者，十之一二；由口鼻入者，十之八九。”此之谓也。倘若因饮食直接传入脾胃，寒食冷饮，亦能伤脾及肺，脾阳受伤失运，则水湿不能输化，或耽于酒肉肥甘，湿热酿蓄，皆为湿热发生的根源。

脾胃升降失司，湿热为患，内因于人，关键在于脾胃升降机能失司。薛生白《湿热病篇》谓：“太阴内伤，湿饮停聚，客邪再至，内外相引，故病湿热……劳倦伤脾为不足，湿饮停聚为有余。”内伤不足则脾胃升降失和，观宋元时代《岭南卫生方》多用温中化湿之药，李东垣多用升阳益胃法，可知当时当地人民体质虚弱，太阴内伤不足者多。湿病多归太阴，太阴为湿土，湿为阴邪，故病机多从寒化，而发病为寒湿，若以膏粱厚味，酒食荤肴，必致饱食停聚，蕴积发热。《素问·奇病论》谓：“肥者令人内热。”王冰注释：膏粱之人，内多滞热，外湿既侵，中热相感，故在阳旺之体，湿病多归阳明，阳明为燥土，湿邪易从热化，而发热为湿热。总之无论体质有余或不足，湿病寒化热化，均责在脾胃升降失司，升降失司则输化不行，清浊交混，水谷之湿内淫而为邪，湿热涌起。如《素问·阴阳应象大论》所谓：“清气在下，则生飧泄，浊气在上，则生䐜胀。”《素问·至真要大论》谓：“诸湿肿满，皆属于脾……诸呕吐酸，暴迫下注，皆属于热。”皆成为脾胃湿热病机。

上焦湿热：表现为头昏、鼻塞、咽喉不利、卧不安等症。此证虽在上焦，病位在头部，病根却在胃，因头为诸阳之首，清窍所在，当中焦被湿热所阻，清气不升，浊气上填，蒙蔽清窍，故常感昏昏沉沉，首如裹，卧不安，治宜芳香化湿，方用雷氏芳香化浊法。鼻塞、咽喉不利、卧不安，治宜清热化湿，方用甘露消毒丹或蒿芩清胆汤。

中焦湿热：表现为胸痞脘痛、呃逆、纳呆等症。此乃湿热之邪停阻中焦，要辨其湿重还是热重。若湿重者，脉濡缓，苔白滑腻，胸痞，不饥不渴，宜三仁汤，或藿香正气散，宣化盘踞中焦脾胃之湿邪，以伏其所主。若湿邪内陷较深，用宣化法不清，宜进一步用通降法。罗谦甫评泻心诸法，取治湿热最当，以其辛开苦降，泻心汤是热重于湿，脉转滑数，舌苔黄腻。胸脘痞痛，呕逆，王孟英主昌阳泻心汤。

下焦湿热：表现腹痛、腹泻、下利或便秘等症，此证较之上、中焦邪陷更深入一层，陷入脾胃，要明辨寒热虚实，着重验其舌苔，脾胃湿热之证，反映于舌苔，较为可靠。凡舌质淡，苔白黏，或灰滑，属脾虚寒湿重。舌质深红、苔黄腻，属胃实热或脾胃湿热并重。如《伤寒论》太阴篇所述："伤寒脉浮而缓，手足自温者，系在太阴，太阴当发身黄，若多便自利者，不能发黄，至七八日，虽暴烦下利，日十余行，必自止，以脾家实，腐秽当去故也。"此为典型脾家湿热实证。

薛生白论湿热起于脾胃，变化于三焦，涉及表里气血，以寒热虚实相区别，纲目清晰，指出了湿热病的辨证特点。

4. 舌苔黄腻与湿热的关系 临证所知，观察舌苔，是临床辨证论治的重要组成部分。黄苔主脾胃，多为里证、热证。腻苔多为湿，黄腻苔夹杂并见，其为湿热证者明矣。临床常见之黄腻苔，可见于外感、内伤多种疾病，或多种疾病发展的过程中表现的苔象，也是辨证论治时主要依据之一。一般地说，由于邪热熏灼，故苔现黄色，淡黄热轻，深黄热重，焦黄为热结。外感病舌苔由白转黄，是表邪入里化热，在伤寒为阳明病，在温病为气分证。但是黄苔也可见于表证或虚寒证，如薄白中带淡黄苔，可见于风热表证或风寒在表化热；若淡黄较厚，则多为胸脘湿热，气滞不宣；若苔黄黏腻，是湿热痰涎胶结为患；深黄黏稠是热重于湿，浅黄稀薄是湿重于热；深黄而垢浊胶结称黄浊苔，多属湿热秽浊内盛，若苔黄浊光滑，不甚厚，为邪热散漫；若暗黄而厚，是湿热与肠胃垢浊相结；苔黄而干，见于病初是邪热传里伤津，见于后期多为热退津伤，其苔较薄，若厚积干黄，不论外感内伤，均为实热里证；若尖白根黄是表邪逐渐入里化热，表邪少而里邪多。

章氏强调临床上有很多疾病表现为黄腻苔，但也不尽然。临床中应全面辨证分析，如脉、因、证等，不能单纯考虑舌苔，如果临床遇有黄腻者，必先分析哪一部位有湿热存在，当然也有具备黄腻苔者，而不能以湿热证概括之。例如：

脾胃气虚：可见黄腻苔。脾胃者，仓廪之本，为水谷之海，主运化，为人体出入升降之枢，水谷精微，皆赖脾胃以输布。若饮食劳倦所伤，脾胃之气受损，运化失司，聚而为湿，蕴郁化热，上蒸于舌，而现黄腻之苔，其本为虚，本虚而标实，此当健脾益气为主，脾运得健，则湿热自除。

阳虚水泛：脾肾阳虚，气不化水，而致水饮内停，饮邪上泛，则头昏耳鸣。水郁之处，必有伏阳，故现黄薄腻苔。然此类患者，必舌体胖淡，苔色亦呈淡黄，故宜用纯阳之品，如真武汤以助阳化气，温化水饮，水饮得化，而郁阳自伸，苔黄可去。

肾阴虚亏：肾者主水，而寓元阴元阳，为水火之脏，为生命之根。人体的水液代谢，又赖于肾气之蒸化，肾阴与肾气之不足，皆可引起水液代谢之失调。如肾阴虚而相火偏旺，龙雷之火升腾，水热相传，亦可见到黄腻之苔，当以滋阴补肾之知柏地黄丸为治。

阴阳俱虚：肾阴、肾阳俱虚，水火不足。肾水不足，阳无所附，虚阳外越，出现黄苔。肾阳不足，水无所主，水溢上泛，而出现腻苔，本证以阴阳俱虚的风痱证为多见，故以地黄饮子育阴扶阳，黄腻苔自退。

调气学说及其在内科的应用

中医学中的“气”含义甚广，反映在生理、病理、病因、病机、辨证论治诸方面，如机体与自然界的关系，脏腑与经络的运动，肢体功能的动作，疾病的发生和发展，治疗法则，药物性能，针刺、气功、太极拳的运行等，莫不与气有关，故《素问·举痛论》有“百病皆生于气”“百病生于气也”等记载，现就章氏在治疗内科疾病中常用之调气大法，阐述如下。

调理气机在内科临床中的应用

在百病皆生于气的病因思想指导下，疾病的发生发展，无非是气机失调，或正气虚，邪气盛，或气虚血瘀，或气虚血衰，总之阴阳气血偏盛偏衰，皆成为致病的主要因素，因而调理气机是内科中常用的手段。《素问·至真要大论》说：“谨守病机，各司其属，有者求之，无者求之，盛者责之，虚者责之，必先五胜。疏其气血，令其条达，而致和平。”这就是调理气机的理论基础。《素问·阴阳应象大论》说：“因其轻而扬之，因其重而减之，因其衰而彰之，形不足者温之以气，精不足者补之以味……审其阴阳，以别柔刚，阳病治阴，阴病治阳，定其气血，各守其乡，血实则决之，气虚宜掣引之。”这就是调理气机的治疗原则。千百年来，历代医家按照这些理论基础和治疗原则，作为临证的指导思想，时至今日，调气仍不失为内科临床的重要手段。除针灸、气功外，临床主要使用方药调气，方药调气应根据药物的性味、主治、归经、升降浮沉等功用，采用辨证论治的法则条达气机，以达到气血和平的目的。正如《素问·三部九候论》述："必先度其形之肥瘦，以调其气之虚实，实则泻之，虚则补之，必先去其血脉而后调之，无问其病，以平为期。"这就是方药调气的原则。

调气法则很多，兹归纳为10种，由博返约，分述如下：

益气：亦称补气，可分为三类：气不摄血则益气以摄血；肾气虚而小便不利者，则益气以利水；元气虚脱而大汗亡阳者，则益气以救脱。

提气：多指升发阳气而言，适用于气虚下陷等证。《内经》所谓："陷者举之。"李东垣常用此法以治脾胃病，如中气下陷，脾气不振者，则升阳以益气；湿久困脾，腹痛泄泻者，则升清以降浊。

纳气：适用于肾虚，气化摄纳无权，因下焦元气虚亏，龙雷之火不能潜藏，虚阳外浮，上逆而喘，必须纳气以归肾。

敛气：适用于气散不敛，喘促自汗之证，主要是敛肺气及肾气。

固气：即固表，适用于气虚肌腠不密，易于感冒和自汗、盗汗者。

降气：即下气，适用于咳喘痰饮等证，如肺实喘息者，则降气以定喘，痰气梗阻者，则开郁以下气。

镇气：即镇逆，适用于气逆上冲，咳喘吐血，如血随气涌，则镇逆以止血，奔豚上逆，则散寒以降逆。

行气：适用于一般气滞、气郁、气结之证，凡寒湿阻滞经络，痰凝血结者，以行气之药疏通。

破气：用于气滞、气逆诸证之重者，凡胸腹作痛，食滞不化，或癥瘕、积聚不散，可用破气散结之法。

宣气：即宣通肺气，适用于肺气壅滞，咳嗽痰饮，表实无汗者。

脾虚气陷案：王某，男，41岁，1980年4月25日初诊。两年来因工作劳累，精神日益困顿，少思饮食，经常头昏目眩，自觉精神恍惚，夜不安寐。数月前患重感冒一次，至今尚未恢复，手足乏力，不欲活动，呼吸气短，动则喘气，大便溏泄，近月来眩晕更甚。曾在某医院检查，未找到阳性体征，诊断为“神经衰弱”，乃转中医治疗。诊见：脉沉细，舌暗淡，苔薄白，面色不华。辨证：劳累过度，损耗脾气，脾虚气陷，清阳不升，出现上述诸症。治法：补脾益气，用补中益气汤加莲子肉、制首乌、石菖蒲等，共服30余剂，逐步好转，再以补中益气汤调理数月，体力渐恢复，其病得愈。

肝郁气结案：刘某，女，35岁，1983年3月27日初诊。患者卧床不起半年余。因家庭失和，心情抑郁不快，以后精神萎靡，最后发展到卧床不起，不饥不食，胸中如有石块压迫，治疗无效。诊见：脉沉弦，舌暗淡，苔薄白。辨证：情绪不佳，肝气郁结，胸胁气滞，土受木克。治法：疏肝理气，行滞开郁。方药：选逍遥散加郁金、枳壳、香附、川芎。服5剂后，自觉胸前舒畅，加之家庭关系逐步缓和，气机得畅，其病遂得愈。

临床“调气”应注意的几个问题

临床应用“调气”之法应使用适当，既不能太过，也不能不及。现讨论调气中应注意的几个问题。

补气药应用问题：用补气药应适当，适可而止，注意不要过量，以免造成壅补，致患者气胀不适。须知，“气有余便是火”，补气药多具温性，过多易致口干舌燥，甚至口鼻出血。如兼有阴虚者应配以养阴药，古人在应用补气药时，往往加入少量行气药，以免补药滞气，如归脾汤中之木香，补中益气汤中之陈皮等，就是立法遣药的良好范例。

阴虚体质应注意“耗气”问题：阴虚之人，津液干涸，阳气相对亢盛，临床必须“壮水之主，以制阳光”，即使有气虚、气滞之象，也应当慎用补气、理气之品，诚恐伤津耗气。前贤对阴虚患者的治疗，用药立方非常慎重，如心阴虚者的补心丹，肝肾阴虚的一贯煎，肺阴虚的补肺阿胶汤，脾（胃）阴虚的益胃汤，肾阴虚的六味地黄丸等方剂均处处照顾阴精，避免损耗阳气。

老年病应注意“益气”：老年人虽多肝肾阴虚，气虚的亦不少，临床观察年龄越大，气虚程度越重。如老人中风半身不遂，即气虚于一侧，老人小便癃闭，为中气不足或肾气虚弱，老人健忘症为脑气虚弱，老人动则气喘为肺肾气虚，食少纳呆为脾气虚弱，心慌怔忡为心气虚弱，失眠多梦为心肝气虚，大便秘结为肠气虚弱。因此，治疗老年病患者当注意益气，但益气亦不能太过，益气药中应少佐育阴药，如此，则气阴两补，于老年病患者有利。

“调气”与“滋阴”的关系：调气与滋阴之间的关系较

密切，是不可分割的统一体。《素问·阴阳应象大论》谓："阳病治阴，阴病治阳，定其气血，各守其乡。"因此，临床考虑滋阴时当不能忽视行气，以防止气滞，调气时亦不能忽视益阴，避免耗阴伤血，这是临床调气与滋阴的关键。在辨证论治时，应权衡利弊，切合时宜，才能取得事半功倍之效。

"风火同气"与"痰瘀同源"

风、火、痰、瘀是临床常见的四种病因，临床可以涉及多种疾病。如《素问·风论》说："夫风者，百病之长也。"刘河间谓："火之为病，其害甚大，其病速，其势甚强。"以及"怪病多痰""怪病多瘀"等说法，说明风、火、痰、瘀危害甚烈，它既可以单独致病，也可联合致病，临证可采用同病异治或异病同治的法则治疗。现就"风火同气"与"痰瘀同源"的辨证论治予以讨论。

风火同气

风与火，其性属阳，同为一气。风是春令主气，而火则为夏暑秋燥转化之气，风与火二者之关系非常密切。在相互转化上，风属木，木能生火，火性阳，火能生风，故有"风能化火""火能生风"之说。在相互作用上，风借火势，火助风威，犹如燃烧之火。借风力可使火势迅速蔓延，而燃烧之焰，必然火起风生。因而在人体病因病机上，确有"高热动风""热极生风""风火相煽""热去风熄"的现象。

刘河间强调"风火同气"的关系，他认为风属木，木能生火，故有"火本不燔，遇风冽乃焰"之说。反之，病理上的风，又每因热甚而生，所谓"风木生于热，以热为本，以风为标，凡言风者热也"，"热则风动"。刘氏在解释"诸风掉眩"的病机时又说："所谓风气甚，而头眩晕者，由风木旺，必是金衰不能制木，而木复生火，风火皆属阳，阳主乎动，两动相搏，则为旋转。"

至于风火辨证，历代医书均有记载。如《类证治裁·肝气》篇说："且相火附木，木郁则化火，为吞酸胁痛，为狂、为痿、为厥、为痞、为呃噎、为失血，皆肝火冲激也。风依于木，木郁则化风，为眩、为晕、为舌麻、为耳鸣、为痉、为痹、为类中，皆肝风震动也。故诸病多自肝来，以其犯中宫之主，刚性难驯，挟风火之威，顶巅易到。"又如《医学心悟》中风寒热辨说："其人脏腑素有郁热，则风乘火势，火借风威，热气拂郁，不得宣通，而风为热风矣。"

有如上述，结合临床所见，其"风火同病"是屡见不鲜的。例如肾水不足，水不涵木，肝火上犯，必然导致肝风内动，此为火能生风。另如风邪迫肺，必然导致肺热内蕴，此为风能化火。诸如肿痈疮疡，均是风火结合，危害机体所致。

风火论治原则是疏风泻火，但在辨证过程中也有灵活的论治方法。如《类证治裁》中说："五志过极，阳亢阴衰，风从火出，宜柔润熄风。……其火风上郁，热重脘痹，宜清金肃降。……其年高水亏，风火易升，头晕便秘，宜壮水滋燥。……其阳明络虚，风火易展，食少知饥，宜填实空际。"

临床所见与"风火同气"有关的阴虚阳亢，肝风内扰，此为虚象，治疗原则是育阴清阳，平熄肝风，常用方剂有资生清阳汤、天麻钩藤饮之属。另如常见的风火头痛、风火眼、风火牙痛、风火喉，以及其他一些风火肿痛，此为实象。治疗原则是疏风泻火，常用方有芎芷石膏汤、银翘散、普济消毒饮、仙方活命饮等。这些方药，都是清中寓疏，如果单纯泻火是无济于事的。

风火同病案：钱某，女，45岁，1978年12月26日来诊。患头痛10余年，反复发作，发时畏风，遇风头痛更甚，外出常裹头，医者诊断为头风痛。近年来头痛发作更剧，痛甚则两目红赤，口苦咽干，大便燥结，口鼻如有火上冒，脉弦，舌暗红，苔薄黄。风为阳邪，性喜升发，故易上犯颠顶，久则损阴化火，风火相煽，治以疏风清火，用芎芷石膏汤合菊花茶调散，连服10余剂，风散火退，而头痛亦逐步消失。

痰瘀同源

痰与瘀是两种不同的病理产物和致病因素，其来源各异，致病亦各自不同。痰是津液不化的病理产物，一般以稠者为痰，稀者为饮，又有“积水为饮，饮凝成痰”之说。脾为生痰之源，如果脾失健运，则水湿停聚，而成饮成痰，故水湿痰饮，同出一源。周学海说：“阳虚血必滞，阴虚血必凝。”《血证论》说：“气结则血凝，气虚则血脱，气迫则血走。”说明瘀是人体血运不畅，或离经之血着而不去的病理产物。

痰与瘀的病理变化似乎各有所源，然而追溯其本，痰来自津，瘀本乎血，津血同源。阴精阳气失其常度，则津熬为痰，血滞为瘀，说明痰与瘀实为同源。

痰瘀同源的理论，首见于《丹溪心法》，云：“肺胀而咳，或左或右，不得眠，此痰夹瘀血，碍气而病”，“痰挟瘀血，遂成窠囊”。《血证论》也说：“血积既久，亦能化为痰水”，“吐血、咯血，必见痰饮”。以上说明肺部疾病痰瘀为患居多。又如曹仁伯《继志堂医案》载有：“胸痛彻背，是胸痹，……此病不唯痰浊，且有瘀血交阻膈间……”《临证指南》亦有“痰瘀自下”的记载，说明痰瘀同病可见于很多方面。

痰瘀既同出一源，病理上又息息相关，故临床辨证必有共同之点。例如咳唾、痰血、痢疾、带下、疼痛、积聚、神志不清等症，都具有痰瘀特征。就以痰血、痢疾、带下而言，凡红、紫、黑色的多为血化，应从瘀辨证，黄、白色多为津液所化，应从痰辨证。然而这些病往往赤白杂下，痰血相兼，如痰瘀阻滞经络，气血运行受阻，“不通则痛”，神识昏糊，多为“痰迷心窍”“瘀血冲心”，因此均应痰瘀同时辨证。

历代医书均有痰瘀论治记载，并创有许多痰瘀同治的方药。如《金匮要略》说：“胸痹之病，喘息咳唾，胸背痛，短气，寸口脉沉而迟，关上小紧数，瓜蒌薤白白酒汤主之。”“胸痹不得卧，心痛彻背者，瓜蒌薤白半夏汤主之。”两方合用，具有通阳宣痹、化痰行瘀之功能。又如“千金苇茎汤治咳有微热，烦满，胸中甲错，是为肺痈。”该方清热润肺，祛痰破瘀，是治肺痈良方。胸痹证的临床表现有胸闷、气短、胸前刺痛，此为虚中夹实，有瘀有痰，胸中痹闷为痰扰心阳，胸前刺痛为瘀阻心脉，痰扰心阳宜宽胸豁痰，用瓜蒌薤白半夏汤合温胆汤，瘀阻心脉宜化瘀通络，用血府逐瘀汤合失笑散。如果两种证候皆具，则用两方化裁。

痰瘀同病案：龙某，男，58岁，1986年7月18日来诊。患者胸前闷痛有4年，反复发作，患者素嗜肥甘，身体肥胖，行动不便，每次发作则胸前有刺痛，并见心烦怔忡，四肢厥冷，睡不安寐，有时头昏，脉沉弦，舌质暗红，苔黄腻。心电图检查：心动过缓，频发早搏，心率48次/分，早搏5～10次/分，右束支传导阻滞，T波低平。血胆固醇8.29mmol/L。诊断为冠心病，高脂血症。肥人多痰，痰扰心阳，病久必瘀，瘀阻心脉，痰瘀同病，胸闷心痛，病属胸痹，治以温中化痰，宽胸通瘀，用温胆汤合失笑散、瓜蒌薤白半夏汤化裁进行治疗。

服3剂后胸闷消失，胸痛减轻，再服5剂，痰祛瘀通，其余证象逐步好转，继续调治约两月，心电图复查，心率68次/分，心律齐，T波恢复正常，未发现传导阻滞现象。胆固醇复查为6mmol/L，并嘱患者配合作保健运动，半年后病情未见反复。

“乙癸同源”与“肾肝同治”

“乙癸同源”与“肾肝同治”，语出《医宗必读》。乙癸即指肝肾，前者指肝肾的生理、病理，后者指对肝肾的辨证论治。如李中梓所说：“古称乙癸同源，肾肝同治，……相火有二，乃肾与肝。肾应北方壬癸，肝应东方甲乙……故曰乙癸同源。东方之木，无虚不可补，补肾之所以补肝。北方之水，无实不可泻，泻肝之所以治肾……故曰肾肝同治。”

章氏近年来探究肝肾论治，多方验之于临床，获得较好的效果。现将“乙癸同源”与“肾肝同治”的应用体会分别论述之。

乙癸同源

乙癸系以甲乙属木，壬癸属水，而肝属木，肾属水，故“乙癸”二字，分别作为肝肾代名词，乙癸同源即肝肾同源，从而揭示了肝肾在生理、病理上存在着相互资生、相互影响的密切关系。现仅就肝肾之间有关生理、病理加以探讨。

1. 肾水肝木相生 《类证治裁》曰：“夫肝主木，肾主水，凡肝阴不足，必得肾水以滋之。”在生理上，为水生木，木乃水之子，母实则子壮，水涵则木荣。在病理情况下，水亏则木旺，肝火偏亢，肝阳化风，肝风上扰，临床上可出现头痛、目花、眩晕等证。同时，肝的疏泄与肾的封藏，又存在着协调与相互制约的关系。若肝木疏泄太过，子盗母气，使肾水封藏失职而出现梦遗失精等病。肾水肝木，母子相生，本为一源，故生则俱生，病则同病，毫无二致。

2. 肾精肝血同源 肾藏精，肝藏血，精血关系是乙癸同源的物质基础。《类经·藏象类》言：“天癸者……人之既生，则此气化于吾身，是为后天之元气，第气之初生，真阴甚微，乃其既盛，精血乃旺，故男必二八，女必二七，而后天癸至，天癸既至，在女子则月事以下，在男子则精气溢泻，盖必阴气足，而后精血化耳。”提出天癸为男精女血，其源实出一处。《张氏医通》谓：“气不耗，归精于肾而为精。精不泄，归精于肝而化清血。”认为肾司五内之精，精在肝的作用下，化生为精血，而封藏于肾的精气也依赖肝血的濡养和补充。肾精肝血，一荣俱荣，一损俱损，盛衰与共。临床上肝肾两亏之证颇为多见，故失精与亡血亦互因果。

3. 肾肝各为先天 肾为先天之本，主生殖，故阳痿、遗精、早泄、闭经、不孕等皆责之于肾。女子以肝为先天，妇女以血为本，经水乳汁为血所化，胎产孕育赖血妊养。而肝为藏血之脏，司血海，主疏泄，肝职无失，气行血畅，血海充盈，月事按时以下，胎孕安然无恙，故肝在女性方面又有着特殊意义，所以先哲视肝为女子之先天。《灵枢·五音五味》篇云："任脉冲脉，皆起于胞中。"李时珍《奇经八脉考》补充指出："督脉起于肾下胞中。"三经同出于一源，而胞中在男子为精室，在女子为胞宫，均为肝肾所在。故叶天士说："八脉丽于下，隶属于肝肾，足厥阴肝经，足少阴肾经，都循行于身体内侧，并在三阴交等腧穴处交会。肝肾内伤，则真阴衰，五液涸，亦必累及足经及奇经而致病。"

4. 肝肾同司相火 相火为肝肾两脏共同专司。朱丹溪说相火"具于人者，寄于肝肾两部"。肝有此火，则血不寒，足以司气机之升，尽疏泄之职，任将军之官；肾有此火，输布一身之火，使水火俱济，以奉生身之本。相火宜"潜"，肾精肝血充沛，则相火得以制约，静而守位。若水不制火，则亢而为害。朱丹溪称妄动之相火为"邪火""元气之贼"。张景岳说："夫相火者……炽而无制，则为龙雷之火，而涸泽燎原，无所不至。"古代医家认为龙火起于肾，雷火起于肝，龙雷之火，其名虽异，实为一气。若肾之龙火得潜，则雷火不至于妄动，肝之雷火得伏，则龙火亦不会升腾。

5. 肝肾同居下焦 肝肾位处下焦，凡下焦发生之病变均与肝肾有关，如少腹痛、疝气、淋浊、崩漏、带下等。病发于下焦，起源于肝肾。在温病演变中，按吴鞠通三焦辨证，下焦病位最深，病程亦长，病情较重。温邪最易伤阴，邪羁下焦，可致肾水劫烁，肝肾亏耗，必将虚风内动，以致循衣摸床，四肢拘挛等症出现。《温病条辨》云："热邪深入，或在少阴，或在厥阴，均宜复脉，盖少阴藏精，厥阴必待少阴精足而后能生，二经均可主以复脉者，乙癸同源也。"

综上所述，肝肾在人体生理功能上，是二位一体的关系，因此在病理变化上，也是相互影响不可分割的整体，所以前贤确立的"乙癸同源"对后世具有其指导意义的。

肝肾同治

如上所述，肝肾本为同源，其病理变化，按五行生克学说，必然是母病及子，子病累母，或母子同病。因此在临证论治时，前贤已确立肝肾同治这一原则，其规律是：虚则补其母，实则泻其子。《医宗必读·乙癸同源论》谓："东方之木，无虚不可补，补肾即所以补肝。北方之水，无实不可泻，泻肝即所以泻肾。"高度概括了治疗肝肾之大法。

必须指出：一般认为肝肾同治，均着眼于肝肾阴虚（包括阴虚阳旺）。实际肝肾阳虚（指肝肾共同阳虚，包括肝气虚，而肾阳虚除外）临证并不少见，因此补肾暖肝亦包括肝肾同治。为了更确切地说明肝肾同治的作用，现举常见病如眩晕、胁痛、中风、耳鸣、耳聋、目疾、筋痹、淋证、疝病、温病、妇女月经病等与肝肾有关的疾病，用肝肾同治法辨证论治简述如下。

1. 眩晕证治 眩晕多来源于肝肾不足，其症多头目眩晕，身摇如坐舟车，时欲恶心。治宜滋水涵木，自拟滋肾养肝汤（女贞子、旱莲草、熟地、当归、白芍、草决明、玄参、沙苑子、白蒺藜、生龙牡、何首乌），对肝肾阴虚导致之眩晕有一定疗效。

2. 胁痛证治 本证病位在胁，病变在肝，主要病因为肝气郁结，瘀血停滞和肝阴不足。病机为情志失调，肝郁气滞，日久气阻血瘀，阻塞脉络，或久病伤血，肝阴不足。临证以肝肾阴虚为多，因此治疗胁痛多以滋养肝肾为主，一贯煎为养阴疏肝主方。章氏在原方基础上加郁金、白芍，其养阴疏肝作用尤佳，如挟瘀则酌加丹参。

3. 中风证治 中风以突然昏仆，不省人事，口眼歪斜，语言不利，半身不遂为主症。其病因历代医家议论不一，叶天士总结前人经验，确立本病为“精血衰耗，水不涵木，木少滋荣，故肝阳偏亢”。因而本病论治应滋水涵木，潜肝阳以熄肝风，以天麻钩藤饮为治疗本病的代表方剂。

4. 耳鸣、耳聋、目疾证治 “肾开窍于耳”“肝开窍于目”，故耳病、目疾皆与肝肾有关，肾精亏损，水不涵木，肝经火盛均可导致耳鸣、耳聋、视物不清、目赤等症。故治疗耳疾、目病多以滋养肝肾为主，常用方首选杞菊地黄丸。

5. 筋痹证治 《素问·痹论》曰：“筋痹不已，复感于邪，内舍于肝。”筋痹即筋脉痹阻之义，症见四肢厥冷，脉细欲绝，或四肢末端遇冷疼痛，指（趾）端青紫，疼痛难忍。盖因平素肾阳虚寒，不能温养肝脉，肝血亏虚，复感外寒，以致气血运行不利，不能温养四末，筋脉痹阻。治应温肾散寒，养肝通脉，以当归四逆汤为主。

6. 热淋证治 本证系以小便灼热，频数短涩，淋漓刺痛，小腹拘急，尿赤为主，五淋均可并发本证。《类证治裁》云：“肾有两窍……淋出溺窍，病在肝……”总之，肝肾同居下焦，而本证病位亦居下焦，故热淋为肝肾蓄热所致，治应泻肝火而利肾水，龙胆泻肝汤为治疗本病的首选方剂。

7. 疝病证治 本证是以少腹痛引睾丸，或睾丸肿痛偏坠为主症的疾病。本病病位乃肝经经络循行所过，而睾丸又属肾，其病机是：房劳过度伤肾，忿怒不节伤肝是其主因，劳倦客邪为诱因。治宜温肾暖肝，天台乌药散、暖肝煎可以选用。

8. 温病证治 温病后期，病移下焦，致肝肾受累。《温病条辨》谓：“热邪深入，或在少阴，或在厥阴……”“热邪久羁，吸烁真阴，或因误表，或因妄攻，神倦瘈疭，脉气虚弱，舌绛苔少，时时欲脱者，大定风珠主之。”温病最易伤阴耗液，邪羁下焦，可致肾水劫烁，肝肾亏耗，虚风内动。其治疗大法，吴鞠通有“治下焦如权”（非重不沉）之说，临证多选用咸寒增液、重镇潜阳及血肉有情之品，以填补肝肾真阴，如大、小定风珠，加减复脉汤等。

9. 妇女月经病证治 冲为血海，任主胞胎，冲任二脉皆为奇经而隶属于肝肾，故月经病多责之肝肾，其病机有因情志失调，肝气郁结而经不行者；有因肝血不足而月经稀少者；有因肾精亏虚，冲任受损而形成崩漏者。因此，治疗月经病必须首先调补肝肾，如肝郁经闭宜疏肝调经，用逍遥散；如肝血不足宜补血调经，用归脾汤；如冲任亏损宜补血固冲，用胶艾四物汤。

实际上肝肾同治的病种远不止上述诸证，以上不过引述了肝肾同病和肝肾同治的部分病种而已。

时病重舌杂病重脉

章氏临证重视舌脉，在时病和杂病辨证时，各有侧重。其特点是：时病重舌，杂病重脉，但仅指一般规律而言。诊治时病偏重舌象，杂病偏重于脉象，所谓“重”，仅是相对而言，指的是侧重，实际在辨证论治过程中，舌、脉合参者多。

章氏时病重舌，杂病重脉的理由是：时病病程较短，邪在肺胃，在舌苔上能够及时得到反映。例如温病邪热从卫分转入气分，舌苔由白转黄，邪入营分，其舌必绛，邪入血分，舌有出血痕迹。湿热内蕴时，其苔必黄厚而腻，湿浊中阻，苔必滑腻。腻苔渐化，表示湿邪将退。光舌逐渐生苔，表示胃气津液将复。在时病中，病情的进退，都能够在舌象上得到反映，此时脉象上虽有变化，但不如舌象的反映及时，何况脉象变化有时不够明显。而舌象所表现的黄、白、滑、腻之有无等，是非常客观明显的，因而观舌质可以验其证之虚实，察舌苔可知其邪之浅深、寒热。湿邪一望而知，观其润燥与否，以验津液之盈亏。温病学家叶天士、吴鞠通等最重视舌诊，当然也非常重视脉象，诊脉重要之处，是在决生死，断预后，无论时病、杂病都不例外。叶天士《温热论》论脉之处较少，但所论之处都很精细，如热病大汗之后，症见肤冷，他指出：“但诊其脉若虚软和缓，虽倦卧不语，汗出肤冷，却非脱证，若脉急疾，躁扰不卧，肤冷汗出，便为气脱之证矣。”对汗解后身倦、神疲与突转虚脱之鉴别，其重点就在于脉。可见关键时刻，诊脉比察舌更重要。

杂病辨证，诊脉是首要一环，从脉的浮、沉、迟、数中，可以察明阴阳虚实，表里寒热，但也不能离开察舌，如气虚、阳虚者，舌质多见淡胖；阴虚火旺者，舌质多见干绛；蓄血于内，舌上多见瘀点；痰湿内蕴，舌苔多见厚腻，舌苔为胃气所生，消化道有关疾病，很容易从舌苔上反映出来。章氏日常多接触胆石症患者，其舌苔几乎都是黄腻苔，所以厌食油腻，但在脉象中就不容易反映出来。固然，脉象也有其重要的一面，除浮主表、沉主里、迟主寒、数主热外，如胸痹患者，其脉象沉迟，心悸患者，脉象急数，肝阳上亢患者，脉象弦数，肝风患者，脉来弦劲有力，昏厥者，脉沉细无力，气脱者，脉沉伏，妊娠者，脉滑数等，则非舌象上能完全得到反映的。对舌脉的诊断有一点需注意，即需辨其真伪，舌有染苔，脉有斜飞、反关，若孟浪从事，易致误诊。脉、舌、证三者需合参，无论时病杂病都一样，侧重虽有不同，诊断还需互参，只持一端，鲜有不误事者。

舍脉从证与舍证从脉

章氏认为，舍脉从证与舍证从脉，是中医临床辨证论治时的一种优选方法，灵活地加以运用，可以提高对疾病的治愈率。在临证时，脉证相符，辨证施治的准确性就大，但是临证差异较大，往往脉与证不相吻合，医者当采取舍脉从证或舍证从脉的诊断方法。

舍脉从证，就是认证不认脉，因为证象与脉象不符，而证的表现又突出，于是舍弃脉象。例如外感病恶寒发热、头痛身痛、舌苔白，而脉象反现沉细无力，其原因是邪气盛而正气虚，正气不能鼓动血脉流行之故，所谓虚人感冒必须采用扶正祛邪的方法治疗。又如老人痢疾，腹痛腹泻，里急后重，泻下赤白，苔黄腻，脉应沉数而反浮大，脉证不符，正是邪盛于里，虚阳外脱之象，这时就要舍脉从证，急清其里，后扶其正。

舍证从脉，就是认脉不认证，因为脉证不符，而脉象表现又突出，这时就应凭脉舍证。例如脉沉迟无根患者，证候表现为面色潮红，口咽干燥，虚烦不得眠，虽虚阳外越之象，此时应急扶其阴而敛其阳。又如大失血患者，血虽止而脉反浮大而数，此时应舍证从脉，育阴宁络，潜其浮阳。

临床辨证施治时，医者应细心诊察病患，分析其脉证是否一致。若脉证相符，一般说诊断的准确率较高。在脉证不符的情况下，对医者的学术水平和临床经验要求就高些，要在纷繁的脉象和证象中决定取舍。因为只有正确地掌握脉因证治，才能正确地运用理法方药。章氏体会，在脉证不一致的情况下，舍脉从证往往多于舍证从脉，因为证象容易反映，表现客观，而脉象的领会则往往因人而异，缺乏公认的标准。

舍舌从证与舍证从舌

舌诊是望诊的主要部分，也是中医“证”的一个重要组成部分。在辨证诊治过程中，“证”“舌”变化一致的常占大多数，“证”“舌”变化不一致的也会时有发生，当临床观察到“证”“舌”不一致时，是“舍舌从证”还是“舍证从舌”，因为“舌”仅仅是“证”的一部分，原则是“舍舌从证”。其理由是：有许多客观因素影响舌诊，例如舌苔会受到许多客观因素造成“染苔”，影响辨证，如白苔食橄榄即变黑，食枇杷即变黄，服用许多药物，亦可造成假象，如含咽喉片舌苔可变黑，服黄连素片舌苔可发黄，甚至舌体也会起变化，如服阿托品可使舌质红而干燥，服激素可使舌质变红、舌体肿胖，服用一些有色药物，亦会产生染色苔等等。有时在观察舌时，患者伸舌动作不当，往往也会造成假象。

当然临床也会偶然遇到“舍证从舌”的，如某些肿瘤患者，在症状和体征尚未全部暴露，临床诊断尚未确定前，先观察舌体，如果舌质绛红无苔，必然存在隐性恶性疾患。笔者曾遇一肝癌患者，二个月前因一般肝病门诊治疗，舌诊时发现舌质绛红无苔，建议作“B超”检查，结果为肝占位性病变，说明舌诊可以提供诊断线索。

究竟怎样决定“证”“舌”取舍呢？应考虑下列几个方面：

1. 凡“证”“脉”是一致的，而舌象与证候不符者，应“舍舌从证”。如急性黄疸患者，有明显的面如橘子色，伴有发热、恶心呕吐、腹胀胁痛、疲乏、食减、尿黄、脉濡数等肝胆湿热证象，如果舌苔尚未出现黄腻，此时应“舍舌从证”，方能取效。

2. 凡舌苔与舌质的辨证发生矛盾时，应结合脉、证全面考虑，一般来说，舌质和舌苔应从八纲分析，舌质可以表现阴阳、虚实，舌苔可以反映表里、寒热，并结合临床证象来决定取舍。

3. 还可从病程的长短和用药后的转归情况来全面考虑“证舌取舍”，例如同为下痢脓血，里急后重之湿热痢，病程短而见舌苔光红者，当考虑素体阴虚之可能，根据“急则治标”的原则，应先以清化湿热为主；病程长而见舌光红无苔者，应考虑湿久化热伤阴之故，此时如治以清化，势必使阴分更伤，可以考虑以养阴生津为主，兼行清化乃为得当，但是这也不是绝对的，还须从患者全面情况而定。

总之，不应轻视舌诊之应用价值，在“证”“舌”辨证发生矛盾时，应该是因时、因人、因病制宜，不能预设框框，束缚医生的思维力和辨证的灵活性。

以脉测证与以证测脉

以脉测证和以证测脉，是中医临床常用的两种辨证方法，是灵活地应用切脉手段达到辨证论治目的，同时这两种方法，不能孤立应用，而应相互对照，脉证合参。

应当如何认识和对待这两种方法呢?

1. 以脉测证 即以脉求证，先持其脉，然后顺序了解其证，使脉证符合，病机明确。例如患者诊脉时为弦脉，其证面赤、舌红、头眩目赤，脉证相参，病机符合“肝阳上亢”。若其证紧锁双眉，手按其腹，脘腹疼痛，舌暗红苔白，脉证相参，病机为“寒滞肝经”。若其证两胁胀痛，腹胀，胸闷，食纳欠佳，精神不振，舌暗苔薄，脉证合参，病机为“肝气郁结”，这就是以脉测证，实际是脉证合参。以往有些江湖术者，在诊脉时，不要病者开口，便知生死病痛，故意神其说，以炫其技，亦有患者不诉病情，让医生诊脉，测验医者技术，这些都是自欺欺人的伎俩，今日不应存在。

2. 以证测脉 即以证象来确定脉象。因为脉象表现，不易标准化、规范化，使人很难体会。例如胖人的浮脉与瘦人的浮脉并不一致，女性的弦脉在男性并不一定是弦脉，体力劳动者的沉细脉与脑力劳动者的沉细脉完全不一样，体弱者的浮数脉与体壮者的浮数脉，也不能强求一致，因此给临证定脉造成困难，在这种情况下，只好以证来测脉。例如一个患风热感冒的发热患者，和另一个肝阳上亢患者，脉象都表现快而有力，前者可定为浮数，后者应定为弦数。又如一个久病体弱患者和一个中暑昏厥患者，脉象表现都是细弱无力，前者应为沉细，后者则应为沉伏，这就叫以证测脉，实际上也是脉证合参。

胆石症与胆道感染证治

章氏擅治肝胆疾病，并专设肝胆病门诊，其专科特长是治疗胆石症与胆道感染。他认为，胆石症多并发胆道感染，胆道感染又可成为胆石症的发病诱因，因此胆石症与胆道感染往往同时存在，胆石堵塞胆道，可出现阻塞性黄疸。

胆道疾患多表现有肝胆湿热，因而肝胆湿热可以作为胆道疾病辨证的主要病因。如《脉经》说："肝之余气泄于胆，聚而成精。"无疑是指胆之功能为积存胆汁，而胆汁来源于肝，肝气疏泄正常，胆气通降，则胆汁流畅，以助脾胃升降气化。反之，如果因情志抑郁，或愤怒伤肝，或寒温不适，或恣食肥甘厚味，虫积等因素，导致肝失疏泄，肝郁气滞，使胆汁排泄不畅，并致脾土不运，湿热内生，从而导致肝胆湿热，肝郁化火，煎熬胆汁，久积成石，阻滞气机，则产生“胁痛”“胆胀”之疾。由于木郁则土壅，若脾失健运，胃失和降，可出现口苦，恶油腻，食欲不振，呕吐黄水，腹中胀气，便秘，脉弦，舌暗红，苔黄腻等，正是肝胆湿热的主要表现。如《甲乙经》说：“邪在胆，逆在胃，胆汁泄则口苦，胃气泄则呕苦汁。”若少阳胆道未通及阳明胃家热结，甚至出现黄疸，均属肝郁胆热，湿热蕴结，阳明腑实所致。

胆道疾病的辨证论治：章氏分为气滞、湿热、火毒三型。以湿热型为多见，因为肝郁气滞可以导致湿热，而湿热蕴结既久则可化火，从而导致火毒。所分三型实际上是胆道疾病发展的三个不同的阶段、不同的症状表现而已。如气滞型表现为胁痛、嗳气、胸闷、纳呆、厌油、便结、脉弦细、苔薄黄。治则为疏肝利胆，方用章氏自拟之疏肝利胆汤（柴胡、枳壳、赤芍、甘草、木香、黄芩、黄连、鸡内金、炒谷芽、炒麦芽、郁金、川楝子、川厚朴、半夏，便秘者加熟军）。湿热型表现为右胁下绞痛、口苦、纳呆、便结、溺赤、恶寒、发热，甚至出现黄疸、脉弦、舌质暗红、苔黄腻。治则为疏肝利胆，清利湿热，方用疏肝利胆汤合茵陈蒿汤化裁。火毒型表现为寒战壮热、黄疸、脘胁绞痛、便结、尿赤，甚则出现神昏谵语、脉弦数、舌赤、苔黄黏。治则为泻火解毒，方用茵陈蒿汤合黄连解毒汤加味。

医案评析

1. 清热化湿治疗“痛风”案 邓某，男，80岁，离休干部，1993年9月4日初诊。

患者于半年前突然右踝骨部肿痛，影响行走和活动，有时还出现低烧，反复发作，颇为痛苦，乃往某医科大学附属医院检查，发现血尿酸为553μmol/L，诊断为“痛风”，乃用布洛芬、消炎痛等药治疗，服药后数天肿痛消失，乃停药观察，不久肿痛复作，更甚于前，于是继服前药，有时服药期间也反复发作，服药时血尿酸可降至正常，但停药一二日则复高如前，并出现反复腹泻。住院三月余，时愈时发，终未根治。出院后特邀章氏往诊采用中药治疗。

诊见：脉沉细，舌暗淡，苔黄腻，精神尚佳。血压及心、肺检查未见异常，因经常腹泻，不敢进食荤腥，食欲及睡眠一般，左下肢外踝微肿，压痛明显，手不能触，停用西药则肿痛更甚，出院时查血尿酸为481μmol/L。

辨证：老年脾土本虚，脾虚则生湿，湿久化热，湿热蕴结，壅滞经络，为肿为痛，服药后对肠道刺激，引起腹泻，脾虚明显增甚，使湿热纠缠不已。

治法：健脾化湿，清热通络。

处方：苍白术各10g，牛膝10g，黄柏10g，薏苡仁30g，木瓜10g，忍冬藤10g，夜交藤10g，细辛3g，秦艽15g，茯苓10g，威灵仙10g，桑枝30g，木香10g，3剂。

二诊：上方服10剂后肿痛全消，嘱停服西药，停药后腹泻渐止。治疗之中曾因饮食不慎又腹泻三日，乃嘱停用上方，改用健脾止泻药先理中州，泻止后仍用上方加减。

三诊：前后共服清热化湿药30余剂，更方6次，以上方为基础，略有加减，一月来肿痛未再发作，两次查血尿酸均在正常范围，未见反复，后因去外地探亲，改制膏药一料，以后又按原方作丸药一料。

处方：黄芪80g，白术60g，茯苓60g，条参60g，苍术60g，牛膝60g，川黄柏60g，细辛20g，秦艽60g，威灵仙60g，薏苡仁100g，防己60g，桑枝100g，丹参60g，川芎60g，当归60g，赤芍60g，山药100g，川续断60g，独活60g。

上药浓煎两次，去渣加冰糖1500g收膏，每服一汤匙，每日3次，开水冲服。

疗效：二年来经常追访，痛风未见复发，患者身体健康。

【评析】痛风既是中医病名又是西医病名，是一种嘌呤代谢紊乱所引起的疾病，临床上的典型表现有急性或慢性痛风性关节炎伴反复急性发作，血液中尿酸的浓度增高，久病患者有痛风石沉积，常导致关节畸形，并有肾脏病变，常并发肾石症等。其发病机理主要环节是尿酸代谢失常所引起的血尿酸过高，当尿酸盐浓度超过其饱和溶解度时，可沉积于关节、软组织、软骨、骨骺、肾脏等组织而引起多种临床表现。

中医学论痛风，以朱丹溪论述较详。如《丹溪心法》谓："痛风，四肢百节走痛是也，他方谓之白虎历节风证，大率有痰、风热、风湿、血虚……"《丹溪手镜》谓："痛风血得热，感寒冒湿不得运行，所以作痛，夜则痛甚，行于阴也，有血虚痰逐经络上下作痛。"所以痛风病因不外风、寒、湿、热、痰、虚，其病机为风、寒、湿邪阻滞关节，久则化热，生痰，壅滞肢节，以致肿痛，血虚亦能作痛，故丹溪制有“上中下通用痛风方”，以清热化痰，消肿止痛。

本案患者年老脾虚，脾虚生湿，湿生热，湿热壅滞经络，故反复发作肿痛，方中以苍白术、薏苡仁、茯苓、木香、牛膝健脾祛湿，佐以夜交藤、忍冬藤、秦艽、细辛、威灵仙等通络化瘀止痛，故肿痛很快好转和消失，最后增加黄芪、当归、赤芍、川芎、山药、丹参、条参等，补气补血、健脾益气、活血化瘀，制成膏剂和丸剂既便于长期服用，又不刺激肠胃，更利于巩固疗效，药证相符，故2年后亦未再发。

2. 温补脾肾治愈慢性再障贫血案 林某，女，40岁，桥口区房管干部，1972年8月10日初诊。患者于5年前因病服用过多的磺胺类、止痛类西药后经常发生头昏甚至晕倒的现象，同时皮肤出现多处瘀斑，面色苍白，形容憔悴，精神萎靡不振，经市某医院检查，血色素5g/dl，红细胞2×10^{12}/L，白细胞3×10^{9}/L，血小板50×10^{9}/L，经作骨髓穿刺，确诊为慢性再生障碍性贫血。西药无效，发展到每月需输血300～500mL以纠正贫血状况，故邀章氏诊治并改服中药。

诊见：脉象沉微，舌质淡，苔白少津，颜面苍白，精神萎靡，皮肤散在瘀点，指甲枯槁，口腔溃疡，常有低烧，纳食不佳，眠多噩梦。血常规检查：红细胞2.01×10^{12}/L，血色素5g/dl，白细胞1.9×10^{9}/L，血小板计数4.5×10^{9}/L

辨证：肾阳虚弱，命门火衰，火不生土，脾胃不运，阳衰及阴，阴虚阳微，气虚不能摄血，血虚无以载气，成为阴阳气血衰微之证。肾主骨，肾亏骨弱，骨髓无以生血，脾主肌肉，主统摄血液，脾虚则肌肉瘦削，不能摄血，使血不循脉道而溢于肌肤。

治法：温补脾肾，益气生血。

方药：熟地15g，杜仲10g，山萸肉10g，茯苓10g，肉苁蓉10g，巴戟天10g，红枣5枚，五味子8g，枸杞子10g，黄芪15g，当归10g，砂仁6g，鸡内金10g，5剂。

二诊：药后平稳，症状无大变化，舌脉同前，仍按前方加入山药20g，红参10g（另煎），再进5剂，并嘱必要时仍可输血以维持体力。

三诊：前方共服20剂，精神有进步，食欲亦有增加，仍按原方进服。

四诊：服药约50剂后，精神面色均大有好转，并能适当活动，食欲虽增但无滞胀感，仍按原方加入龟胶10g、鹿胶10g、阿胶10g，另烊化后兑入前药。

五诊：前方继服40余剂，精神体力又有恢复，至1973年初已能勉强上班工作，但每月仍需输入全血200mL，后来两月输血一次，并将原服煎剂改制膏滋一料：

龟胶60g，鹿胶60g，阿胶60g，枸杞60g，冬虫夏草60g，红参60g，黄芪120g，山药120g，熟地120g，当归60g，巴戟天60g，白芍60g，肉苁蓉60g，白术60g，茯苓60g，杜仲60g，山萸肉60g，天冬120g，炙甘草60g，广木香60g，红枣500g。

上药浓煎去渣，加糖2kg收膏（龟、鹿、阿三胶不入煎，直投药汁内烊化），每日3次，每服膏一匙，开水溶化饮服。

患者至1974年已能坚持上全班，面色转润，血常规检查：红细胞3.4×10^{12}/L，血色素7g/dl，血小板计数60×10^{9}/L，白细胞4×10^{9}/L，体力恢复正常。至今，工作基本正常，仍坚持服用膏滋方。

【评析】慢性再障属中医虚劳范畴，虚劳有阴、阳、气、血虚损之分。从脏腑辨证，本病多脾肾阳虚，肾为先天，脾为后天，肾阳虚弱，命火衰微，火不生土，脾阳亦虚，阳损及阴，阴气亦弱，气为血帅，血为气母，气虚必然血亏，血亏气亦必微，此阴阳气血之虚为本病的主要病机，而阴阳气血又来源于先天、后天，所以温补脾肾是治疗本病的基本法则。

本案的病因为服药不当，致气血化生障碍，本案服药时间虽较长，但中药促进骨髓细胞生长，恢复产血功能的效果是肯定的。本例治则为温补脾肾，用杨氏还少丹脾肾两补，益以红参、黄芪、当归益气摄血，龟、鹿、阿三胶滋阴补阳，使气血恢复，虚象早蠲。

3. 益气养阴治疗糖尿病案 陈某，男，52岁，工厂干部，1996年12月7日就诊。患者近年来因工作劳心，家务劳形，生活又极不规律，平日饮食喜食肥甘炙煿之品，近半年来常感口燥咽干，渴而欲饮，食欲亦旺盛，食毕辄饥，及晚则饥饿更甚，食饮共进，仍不解饥渴，始则饮一溲一，继而饮一溲二，大便反硬，数日一行，身体逐渐消瘦，精神疲惫，五心烦热，睡不安寐，头昏目眩，心悸不安，肢软乏力，视物模糊。曾至某医院检查，空腹血糖280mg/dl，尿糖(–)，诊断为糖尿病，给服降糖灵及D860，效果不明显而来求治。

诊察：脉沉数无力，舌质暗淡，苔薄黄，口唇干裂，指甲枯槁，面色无华，皮肤皱缩，头发稀疏脱落，视力减退，语声低微，形容憔悴，当时检查小便，尿糖（–），血糖320mg/dl。

辨证：平日饮食不节，胃热内蕴，心形劳伤，肾火偏炽，火热上蒸，肺经受邪，肺、胃、肾均受邪扰，证成三消，上消肺燥，故渴饮无度，是为消渴；中消胃热，善饥而瘦，是为消谷；下消肾燥，小溲无度，精髓枯竭，是为肾消。且消之病，亦可阴阳转化，始之由于火盛，称为阳消，久之气血虚耗，转为阴消，统称消渴。

治法：益气养阴，扶正培本。

处方：黄芪 20g，山药 20g，生地 15g，熟地 15g，苍术 10g，茯苓 10g，生牡蛎 20g，五倍子 10g，乌梅 10g，玉竹 15g，石斛 10g，花粉 10g，葛根 10g，黄连 6g，5 剂。

二诊：服前方 5 剂后，口渴有所减轻，饥饿感亦有好转，精神亦转佳，仍以原方继进 5 剂。

三诊：服前方 10 剂后，精神继续好转，饮水量大减，小便量亦减，因患者感药味难入口，原方去五倍子加地骨皮 15g，再进 10 剂。

患者以三诊方为基础，每诊略有加减，更方达十余次，共服药 80 余剂。诸证逐步减轻或消失，精神倍增，食欲恢复正常，复查空腹血糖 130mg/dl，尿糖（–）。患者经远期追访，尽管病情曾出现反复，尤以停药稍长较为明显，但注意休息并间断服用中药，病情基本稳定。

【评析】消渴包括二种不同的含义。如《伤寒论》中之消渴，指渴欲饮水的热性病而言。《金匮要略》的消渴，是指多饮、多食、多尿为主症的消渴病，符合今日之糖尿病。

本例治疗是以益气养阴润燥法，参考朱丹溪“消渴方”养阴润燥，其中以黄芪补肺益气，山药补脾养胃，苍术健脾敛精，二地养阴滋肾，乌梅、葛根、玉竹、石斛、花粉、黄连等生津固液，茯苓、生牡蛎、五倍子仿玉锁丹意能摄精固液，章氏将此方命名为“气阴固本汤”，以其能益气养阴固本也。

消渴本为重证，治不得当，易成痼疾，本案病程较长，病情较重，服本方3个月内病情缓解亦为临证中不多见者。根据章氏经验，轻型糖尿病坚持服用中药者不致发展为重证，重证使用中药亦可使病情有所缓解。

4. 养阴益胃治愈萎缩性胃炎案 曾某，男，40岁，工厂干部，1995年4月19日初诊。患者三年前在部队工作时，因饥饱不定而患胃病，胃脘经常疼痛，食少，胃胀满不适。转业后胃痛有增无减，每日进食较少，甚至毫无食欲，腹胀脘痛，痛苦万分，曾作各种检查均未能明确诊断，其后在某医院作纤维胃镜内窥，确诊为“萎缩性胃炎”，因服西药无效，乃改求中医药治疗。经人介绍，转请章氏诊治。

诊察：脉细数，舌质暗红，苔黄而燥，形体消瘦，精神萎靡，面色少华，自述不欲进食，毫无食欲，口咽干燥，胃胀腹痛，大便数日不下，解亦量少，睡眠不安，头目昏眩，行动乏力，平日喜食辣味及煎炒食物。

辨证：饮食失节，胃阴损伤，加之工作劳累，肾阴亦亏，不能布津于胃，以致津液不足，胃失所养。脾胃本为表里，胃阴不足，必致脾阴不足，胃虚失纳，脾虚失运的不良后果。

治法：养阴生津，扶脾益胃。

处方：生地12g，沙参10g，麦冬9g，玉竹12g，山药12g，花粉9g，石斛9g，玄参15g，山楂10g，广木香6g，砂仁6g，生地12g。

二诊：服上方5剂后，自觉胃中舒畅，但大便四日未解，余无变化，仍按原方加熟军6g，嘱再服10剂。

三诊：服上方15剂后，胃脘已不痛，腹胀亦减，精神亦有起色，食欲稍有恢复，仍按原方继服10剂。

患者照原方前后共服40余剂，饮食倍增，体力日趋恢复，脘腹痛胀基本消失，大便隔日一行，仍坚持服药，两月后来告，自觉症状全部消失，身体较前壮实。

【评析】萎缩性胃炎，属于中医胃脘痛范畴。脾虚胃弱，纳运失职，其病因无非过于劳顿，饮食失节，导致胃阴不足，脾阴受损。章氏临床治疗本证较多，皆采用养阴益胃法，仿叶天士养胃方，吴鞠通益胃汤化裁制订本方，命名为香砂益胃汤，以治疗因胃阴虚所致的胃脘痛疗效显著。

本例发病原因是工作劳累，饮食失节，饥饱无常，胃气受伤，加之平日喜食辛辣煎炒食物，耗损胃阴，复损脾阴，故纳少运滞，消化失职而成胃虚重证，经章氏用养阴益胃法而获转机。章氏指出：萎缩性胃炎患者胃阴虚的固多，脾阳虚者亦可见到，其表现为胃脘痛，食少腹胀，消化不良，大便溏泻，口不渴，且胃镜内窥已确诊者，用香砂六君汤加神曲、山楂、藿香、葛根，用之亦有良效。

5. 养阴疏肝治疗慢性肝炎案　孙某，男，45岁，干部，1996年5月13日初诊。患者于20年前有无黄疸型肝炎病史，以后迁延失治，转为慢性，20余年来反复发作，每至春季即出现胁痛，腹胀，食少纳呆，多次检查肝功能均在正常范围内，因时间长亦未介意，近来病情增重，经常胁痛，劳则加甚，腹胀纳减，有时出现鼻衄，精神大不如前，面色黧黑，胸部可找到蛛纹，赤掌明显，肝功能无明显变化，超声检查，肝大0.5cm，脾大1cm，诊为慢性肝炎，早期肝硬化，转请章氏用中药治疗。

诊察：脉弦细数，舌赤，苔少，面色黧黑，耳前后及颈部均有散在蜘蛛痣，肝掌明显，自述腹胀，纳少，肝区疼痛，口干苦，睡不安寐。

辨证：肝郁气滞，日久失治，肝气横逆，脾土受戕，运化失权，以致食少，纳呆，腹胀；气阻血瘀，肝脉瘀阻，以致胁痛，衄血，面黑，蛛纹，赤掌等。日久肾阴不足，不能涵养肝木，肝木化火，肝阴亏耗。

治法：滋水涵木，养阴疏肝。

处方：当归 10g，白芍 10g，生地 10g，枸杞 10g，郁金 10g，川楝子 10g，沙参 10g，麦冬 10g，丹参 10g，白蒺藜 10g，鳖甲 10g，山楂 10g，5 剂。

二诊：服前方后尚无不良反应，嘱按原方连服一月后复诊。

三诊：一个半月共服药 40 余剂，胁痛腹胀逐步减轻，胁痛基本不作，精神饮食均有好转，衄血已止，脉弦细，舌质红，苔薄黄。前方有效，嘱按原方继服三月再复诊。

半年后，患者欣然而至，自述诸症已消失，在市某医院检查，脾脏可触及，肝无变化，胸前蛛纹已不明显，精力已倍于往昔。

【评析】慢性肝炎，往往因急性肝炎失治迁延而致。也有因血吸虫肝病或中毒性肝炎未经治疗发展成为肝硬化，本病主症多为胁痛，纳减，腹胀，头昏，肢软，心慌，失眠，形体逐步消瘦，其重者可出现痞块，恶心呕吐，厌油，甚至轻度黄疸，面色黧黑，蛛纹，赤掌，男性乳房发胀，衄血或出现臌胀等。

章氏对肝胆病的治疗颇具专长，认为慢性肝病为肝病日久，肾水不足，肝失所养，肝郁阴虚，肝气横逆，脾土受戕，气滞血瘀。治以魏玉璜一贯煎为主，并加白芍、郁金，名加味一贯煎，本方以沙参、麦冬、当归、白芍、生地、枸杞滋肾养肝，郁金、川楝子疏肝理气使肝体得养，肝气条畅。

本案在前方基础上加丹参化瘀通络，白蒺藜育阴疏肝，鳖甲养阴软坚，山楂入肝助运，患者服药三月后症状消失，精力恢复，临床基本治愈。

6. 复发性化脓性副鼻窦炎 蔡某，男性，21 岁，1997 年 3 月 26 日初诊。患者 4 年前一次重感冒，开始鼻塞流黄稠鼻涕，以后经常发生，发则鼻孔有堵塞感，流出黄稠状鼻涕，有时不能自愈，有时无故自发，特别在秋冬季节，发作更频，近 2 周来发现有脓臭气味，流出脓性鼻涕，气候干燥时还结成干痂或小块从鼻窍中流出，其臭气使人难闻，雨天时空气湿润，鼻涕流出较多，其臭气较轻，鼻窍常干燥，嗅觉亦逐渐减退。曾去某医院耳鼻喉科检查，诊断为化脓性副鼻窦炎，用消炎抗菌药无效，因此转请中医药治疗。

诊察：脉细数，舌暗红，苔薄黄，鼻孔干燥，发病时头额部有昏闷感，鼻孔内流出黄浊鼻涕带臭气。

辨证：鼻为肺窍，肺火上炎，胆移热于脑，古称鼻渊，亦称脑漏。

治法：清肺通窍，清胆泄热。

处方：苍耳子 10g，辛夷花 10g，白芷 10g，薄荷 3g，桑叶 10g，杭菊 10g，丹皮 10g，山栀 10g，银花 10g，连翘 10g，桔梗 10g，鲜葱 5 茎。每日 1 剂，先服 5 剂。兼服藿胆丸，每日 3 次，每次 6g。嘱勿吃鱼、虾及牛羊肉。

二诊：病情稳定，按原方进 10 剂，藿胆丸坚持服用。

三诊：共服 15 剂，期间发作 1 次，症状要减轻些，鼻孔干燥也要轻些，药已中病，原方加茅根 30g，鹅不食草

10g，丝瓜络10g，嘱再服15剂。

四诊：半个月来未流浊涕，鼻臭气现象基本消失，头目清醒些。因顽固复发性疾病，非短期所能治愈，嘱再服20剂，病家觉有效，即先后服药3个月，共服汤剂90剂，藿胆丸亦每日坚持服用，饮食控制，3个月只发病1次，流出浊涕，1天即止，以后就未再发。

【评析】《外科正宗》谓："脑漏者，又名鼻渊，总因风寒凝入脑户与太阳湿热交蒸乃成，其患者鼻流浊涕，或流黄水，点点滴滴，长湿无干，久则头眩虚晕不已，治以藿香汤（即藿胆丸）主之。"《内经》云："胆移热于脑，令人鼻渊。"《类证治裁》亦云："有脑漏或鼻渊者，由风寒入脑，郁久化热。"说明本病病因病机，由于风寒入脑，郁久化热所致，亦可因肝郁胆热，上熏于脑，鼻为肺窍，肺热亦可上蒸于脑，因此肝胆及肺郁热是其本，风寒化热是其标，本案治疗，始终坚持清肺通窍，兼泻肝胆郁热，一方到底，3个月不变，卒尔治愈。

7. 复发性口腔溃疡 赵某，男性，38岁，1996年12月17日初诊。患者近2年来口腔内反复发生溃疡，多见于内唇、上腭、齿龈、两颊及舌体等处，开始出现斑点及水泡，半天后破裂，形成凹形溃疡，溃疡面有黄白色脓液，溃疡周围黏膜呈鲜红色，自觉灼热疼痛，特别是在饮食时，冷热辛辣都有刺激痛，一般1周左右，溃疡能自行愈合，开始是1～2个月复发1次，半年后1～2周复发1次，复发周期在缩短，发作时间在延长，往往缠绵二三周。患者自觉溃疡发作，与情绪、精神因素有关，往往在工作紧张与不高兴时候容易发病，复发部位，可在口腔内任何一个部位，但不超出口腔范围，也不是满口同时发生，而是此起彼伏，反复发作，给精神和生活造成很大痛苦，曾在数家医院口腔科检查，均诊断为复发性口腔溃疡，用消炎抗菌药物，毫无效果，兼用激素、维生素类药物，仍然是愈而复发，乃转求于中医药。

诊察：脉细数，舌红少苔，左舌有一小溃疡点，上齿龈有一豆大溃疡，全身无其他明显症状，大便燥结，据述平日饮食不节，麻辣炸炒都吃。

辨证：饮食不节，郁而化火，劳伤忧虑，心肝火郁。

治法：清胃泻心，清肝散火。

处方：熟地 15g，怀牛膝 10g，生石膏 30g，麦冬 10g，知母 10g，丹皮 10g，山栀 10g，黄芩 10g，黄连 6g，熟军 10g，细辛 3g，黄柏 10g。每日 1 剂，另用锡类散撒于口内溃疡面，并嘱勿吃炸炒、辛辣及发物。

二诊：服药 5 剂后，溃疡似有好转，因锡类散缺货，改用冰硼散外敷，照原方再进 10 剂。

三诊：溃疡面基本消失，未发现新的水泡或溃疡点，大便能解，脉弦细，舌暗红，苔薄黄。为防止溃疡复发，嘱患者严格控制饮食，多吃新鲜蔬菜及瓜果，中药改用育阴清火法。处方：生地 15g，玄参 15g，麦冬 15g，丹皮 10g，山栀 10g，川黄连 6g，知母 10g，黄柏 10g，石斛 10g，杭菊 10g，薄荷 3g，牛膝 10g。服 10 剂。并嘱兼服龙胆泻肝丸。患者 1 个月后来门诊，述溃疡未复发，嘱继续再服药 1 个月，节制饮食，巩固疗效，以后未再来门诊。

【评析】本病中医称口疮，亦称口糜，由于饮食不节，郁而化火，劳累忧思，肝火上逆，脾开窍于口，舌乃心之苗，五脏之火，郁结于口舌，始为实火，日久必虚，往往虚实夹杂，本案例因工作劳累，情志欠安宁，加之饮食不节，郁而化火，病程先后2年，病象为实，证象属虚，乃虚实夹杂之证，故治疗始用清胃泻火，祛其实火，继则育阴清其虚热，使病情逐步好转，不再复发。

8. 顽固性复发性唇炎 李某，男性，43岁，1996年8月19日就诊。二年前发现上唇有溃疡，初不介意，以为是“上火”，过几天就会好，几天后下唇又有溃疡，口角亦时常发生，此起彼伏，从未停止，发作时先有疱疹，二三天后出现脓疮，痒痛互作，脓疮破溃后，出现红色肌肤，数日后结痂脱落，另一处又相继发生，如此半年后，来本院口腔科及皮肤科检查，均认为是顽固性复发性唇炎，用多种消炎药，均无效果。

诊察：上下唇均有溃疡点，上唇部分结痂，下唇有几颗脓疮，饮食时冷热皆有刺激痛，脉细数，舌暗红，苔薄黄。据述此次发作较甚，是因吃油炸食物后而发病。

辨证：脾湿胃热，上熏于唇，湿热蕴毒，故溃烂成疮疡。

治法：清热化湿解毒。

处方：生地15g，牛膝10g，生石膏30g，知母10g，麦冬10g，黄芩10g，黄连6g，苍术10g，薏苡仁30g，黄柏10g，金银花15g，连翘15g，板蓝根15g。每日1剂，连服5剂，并以人中白散（人中白10g，枯矾10g，冰片5g，煅石膏30g，儿茶10g，麝香5g，珍珠粉8g，炉干石10g，研成极细粉末拌匀而成），撒于疮面。药共服15剂，每日撒药粉1次，疮面干燥时药粉用甘油调搽，疮面逐步结痂，2周后全部脱落，出现新生肌肤，未见新的疮疹。嘱其节制饮食，勿吃煎炸热性食物和公鸡、鲤鱼、牛羊肉及烟酒等。二载顽疾，短期治愈，2个月后患者因工作劳累、生活不稳定，唇炎又复发1次，但较轻，紧接着内服、外撒药并用，一星期后基本控制，未再发展，并给一些养阴清热药嘱为常服，严格节制饮食，追访3年，患者一切正常，乃告痊愈。

【评析】本病中医称为唇风、唇疮，如《外科正宗》云："唇风，阳明胃火上攻，其患下唇发痒作肿，破裂流水，不痛难愈。"清·林佩琴认为："唇病因火居多，凉药必兼发散……上唇属肾，下唇属脾，两口角属胃。"因此本病多为脾胃湿热化火，夹相火上攻于唇，如治不得法，则缠绵难愈，反复发作。本案历时半年，诸药无效，用中药清热化湿解毒，肾、脾、胃火同治，兼用药粉外撒，内外合治，顽固反复发作疾病，应手而愈。

论朱丹溪"阳有余阴不足论"

丹溪学说的基本观点贯穿在《格致余论》《局方发挥》两书中，其中心思想是"阳有余阴不足论"以及"相火论"。丹溪著上二书目的之一是肃清《局方》辛燥之弊，他在《格致余论》的开篇就开宗明义地指出："人之一身，阴不足而阳有余。"他以程（程颢、程颐）朱（朱熹）理学观点为依据，一方面以天地日月的关系进行类比，吸收了程颢"天地阴阳之运，升降盈虚，未尝暂息，阳常盈，阴常亏"和朱熹"天以气运乎外，故地唯在中间，聩然不动"（《中国哲学史稿》），月"但常受日光为阴"（《中国哲学史资料选辑》）的观点，认为"天地为万物父母，天大也，为阳，而运于地之外，地居天之中，为阴，天之大气举之，日，实也，亦属阳，而运于月之外，月，缺也，属阴，禀日之光以为阴者也，人身之阴气，其消长视月之盈缺（《格致余论》）。另一方面，丹溪还以程朱理学天理人欲的观点来说明阴易乏，阳易亢，他认为：男子十六精通，女子十四经行，“有形之后犹待于哺水谷以养，阴气始成，而可以阳气为配……可见阴气之难于成”（《格致余论》）。阴气难成，而人情欲无涯，心之君火感动而动，引动相火则耗阴精，所以阴气不独难成而易亏，因此造成阳有余而阴不足状态。丹溪关于相火妄动导致阴虚阳亢的观点，不是个别结论，而是他特别强调且贯彻始终的基本思想。譬如在《养老论》中认为：“人身之阴难成易亏，六七十后，阴不足以配阳，孤阳几欲飞越。”因为老人常“阴亏性急”“阴虚难降则气郁而成痰”，所以一切炙煿厚味皆不宜食。在《慈幼论》中认为：“人生十六岁以前，血气俱盛，如日方升，如月将圆，唯阴常不足。”所以童子不宜暖服，恐妨阴气和长，亦不宜食厚味发热之品，“只与干柿熟菜白粥”，因为“生粟味咸，干柿性凉，可为养阴之助”。在《茹淡论》中认为：“谷寂果菜，自然冲和之味，有食人补阴之功，……烹饪调和，偏厚之味，有致疾伐命之毒。”所以提倡茹淡以收心降火。在《房中补益论》中强调修心养性，以防相火妄动耗竭真阴，反对以房中为补。在《逆论》中主张以太极之理，触类旁通。此是朱熹的观点。在《火气属金说》中引用邵雍的观点，从天以气运于外摄水，地以形居于中浮于水，引申出“肺主气外应皮毛……此天之象也，其包裹体外脏腑于其中，此地之象”。这仍然是天大地小，地居天中的阴不足阳有余论。

丹溪不但在理论上主张阳有余阴不足，而且也把这种思想贯穿到实践中，从而提出节欲养阴的主张，如对许多疾病，丹溪都认为与饮食色欲有关。痈疽之证，不但由于外因，而且也由于“过于色”。臌胀病不但由于七情内伤，六淫外侵，而且也因为“饮食不节，房劳致虚，脾土之阴受伤”(《格致余论》)。疟之证，也与“恣意饮食，过分劳动，竭力房事”有关。妇人经血紫黑作痛，是由于“性执而见鄙，嗜欲加倍，脏腑厥阳之火无日不起”(《格致余论》)造成的。大便干燥也与“勤于工作而有爱妻”有关。阴亏阳脱兼滞下，与奉阳受用，又犯房劳有关。噎病是生于血干。如此种种，几乎全部疾病都与色欲过亢，相火妄动，损耗真阴有关。所以在治疗上不但据证用药，且皆须淡饮食，薄滋味，养心节欲，以防相火妄动。从以上足以证明，丹溪在理论上明确主张阳有余阴不足的，并从各方面反复强调，与其理论观点一致，在实践上也就合乎逻辑地导出养阴主张，这就是丹溪学说的基本点和主流所在。

自从丹溪提出“阳有余阴不足论”后，在医学界产生了很大的反响，推崇赞誉者自不必说，持异论者也大有人在，如明·张景岳为代表的温补学派曾针锋相对地提出“阳非有余而阴常不足”之说，从而在学术上展开了一场论战，不过景岳仅对“阳有余”提出了质难，而对“阴不足”的观点基本认同。

近代以来，医学界对丹溪“阳有余阴不足论”发表了许多新的见解，有谓丹溪“阳有余阴不足论”的提出与滋阴并无必然联系。其论点大致有二：一是认为“阳有余阴不足”是天地万物的自然造化之理，是人体正常的生理现象，因此主张滋阴以配阳。二是认为“阳有余阴不足论”只是养生论，作为滋阴学说乃是一场历史误会等。因此，有必要对丹溪“阳有余阴不足论”的实质加以探讨。

中医认为，“阴平阳秘”为人体正常生理状态和健康标志，“阴阳失调”则出现反常病理状况，故《素问·生气通天论》谓：“阴平阳秘，精神乃治，阴阳离决，精气乃绝。”丹溪在《格致余论》中亦谓：“气阳血阴，人身之神，阴平阳秘，我体长春。”说明阴平阳秘是人体正常的生理状态，而“阳有余阴不足”则明显是指病理现象，如果把丹溪的“阳有余阴不足”理解为生理现象，显然违背了丹溪的本旨。

“阳有余阴不足”理论的确包含着某些生理内容，但主要是从病理方面进行阐发。如《格致余论》指出：“人受天地之气以生，天之阳气为气，地之阴气为血，故气常有余，血常不足。”并以天大地小，日实月缺的自然现象来加以证明，实际上这些自然现象也是丹溪“阳有余阴不足”的理论依据。其次，丹溪以《内经》有关人体生长发育的规律为依据，指出：“男子十六岁而精通，女子十四岁而经行，是有形之后犹有待于哺乳水谷以养，阴气始成。……男子六十四岁而精绝，女子四十九岁而经断，夫以阴气之成止供得三十年之视听言动已先亏矣。”（《格致余论》）阴气最初在人体形成时的情况，可以理解为生理现象。但阴气的亏损则主要是病理因素所造成，而“阳有余阴不足论”正是在这个中心思想指导下进行论述的。丹溪之所以提出这些生理现象，无非是强调阴气难成而易亏，从而更加突出病理因素容易耗损阴精而已。由于丹溪在论述中未能严格区分生理与病理之间的界限，反以一般的自然现象和人体的生理情况来证明“阳有余阴不足”这一病理特点，因而造成后世医家的误解和非议。如张景岳同样是以日月天地自然现象和人体生理现象为依据，相反提出“阳非有余”之说，明确指出：“天之大宝，只此一丸红日，人之大宝，只此一息真阳。”又说：“阴阳二气，最不易偏，不偏则气和而生物，偏则气乖而杀物。”(《类经附翼·大宝论》)很明显张氏所指“阳非有余”是人体正常的生理现象，即真阳之气，而且丹溪“阳有余”的含义则主要针对病理而言。丹溪为了更好地说明“阳有余阴不足”这一病理现象，他从哲学的动静关系中认识到阳主动，凡动皆属火，而人体动易而静难，常处于“阳动”的状态中，最易耗损阴精，故他说：“主闭藏者肾也，司疏泄者肝也，二脏皆有相火，而其系上属于心。心，君火也，为物所感则易动，心动则相火亦动，动则精自走，相火翕然而起，虽不交会，亦暗流而疏泄矣。”(《格致余论》)丹溪在这里已明确指出阴精亏损的病理因素主要是妄动相火，他还进一步指出妄动相火不仅造成阴精亏损，甚至还可以危及生命。如他说：“相火易起，五性厥阳之火相煽，则妄动矣。火起于妄，变化莫测，无时不有，煎熬真阴，阴虚则病，阴绝则死。”(《格致余论》)从这里不难看出，丹溪的“阳有余阴不足”并不是人体正常的生理现象，而主要是从病理角度提出来的。丹溪这里所谓的“阳有余”，主要是指情欲引起的妄动相火，而绝非指人体真阳之气有余。所谓“阴不足”，主要是指相火妄动而造成的精血亏损，因此抑制相火，保护阴精，才是“阳有余阴不足”论的实质所在。

丹溪为了抑制相火，保护阴精，首先针对人体常为物欲所感的特点，融汇宋儒理学思想，提出了“去欲主静”的养生理论，主张“善摄生者，宜暂远帷幕，各自珍重，保全天和”(《格致余论》)。并且在该书中首列“饮食箴”“色欲箴”，以此来规劝人们节饮食，戒色欲，养性修心，不使相火妄动，从而达到保护阴精的目的。这里不难看出，丹溪对于养生学是非常重视的，不过值得指出的是，如果把丹溪的

“阳有余阴不足”理论仅作为养生理论看待则未免太局限，实际上该理论不仅提倡“主静寡欲”的摄生，更为重要的是为创制滋阴降火法则确立了理论依据。再说，丹溪毕竟是医学家而不是养生学家，养生只是他学术成就的一个方面，他提倡养生仅仅是作为保护阴精的预防措施，而创制滋阴降火法则才是主要目的，由于阴精与相火二者之间实际上是水与火的关系，火旺则水竭，水足能制火。所以通过滋阴能降火，运用降火可以达到保阴，从而使“阳有余阴不足”的理论思想与临床治疗紧密地结合起来。正如明代医学家王节斋所说：“人之一身，阴常不足，阳常有余。况节欲者少，过欲者多，精血既亏，相火必旺，火旺则阴愈消，而劳瘵，咳嗽，咯血，吐血等症作矣，故宜常补其阴，使阴与阳齐，则水能制火，而水升火降，斯无病矣，故丹溪先生发明补阴之说。”（《明医杂著》）事实上丹溪主张摄生保精和创制滋阴降火，二者在学术上是一脉相承的，都是为了抑制相火，保护阴精，达到人体“阴平阳秘”这一根本目的，如果把二者割裂开来，这种认识显然是不全面的。因此说丹溪“阳有余阴不足论”不仅仅是提倡养生，更重要的是为滋阴学说奠定了理论基础，丹溪作为滋阴派的倡导者显然是无可非议的，更不是什么历史的误会。

论朱丹溪“相火论”

丹溪在《格致余论》中有两大名论，除了上述“阳有余阴不足”论外，就是“相火论”，它是丹溪学说中的主旨理论之一，对后世影响较为深远。

丹溪的相火论，就其内容来看有两种含义：一是指正常的阳气之动，所谓“天主生物，故恒于动，人有此生，亦恒于动，其所以恒于动，皆相火之为也。”而且这种阳气之动即相火，对自然界、对人类均起着巨大的推动作用，所谓“天非此火不能生物，人非此火不能有生”。这种相火，丹溪是从理学太极动静立论的，天人感应，在于天，泛指生阳之气，或六气之火，在于人，含有“生气之原”的意思，是脏腑之本，经脉之根，呼吸之门，三焦之原。另一是指五志妄动，成为邪火，即思想为物欲所感，五志化火。丹溪指出：“火起于妄，变化莫测，无时不有，煎熬真阴，阴虚则病，阴绝则死。”这种相火，是阴虚火旺的邪火——“元气之贼”，即后世所谓的“龙雷之火”。一词二义，一言正，一言邪，统称相火。

关于相火之为邪火，内容远不止上述这些，丹溪设为问答，继续发挥说，“相火天人之所同”。《内经》病机十九条，而属火者五，皆相火为病之出于脏腑者，如“诸热瞀瘛”“诸禁鼓”“诸逆冲上”“诸躁狂越”“诸病跗肿”等。又《原病式》云：诸风掉眩属于肝，是风之动；诸气愤郁病痿属于肺，是火之升；诸湿肿满属于脾，是火之胜；诸痛痒疮属于心，是火之用，亦皆相火之为病，见于五脏者。这些火证，都是刘河间论五运六气为病的内容，再与上文综合而观，则丹溪的相火论，就不仅仅是肝肾的阴虚火旺，而且包括五脏六气之火，如他所谓：前者为人欲之火，后者为天造之火（《局方发挥·论相火》）。关于这一点，往往为人们所忽略。总之，丹溪的相火论具有两重性，丹溪提出二种治法，一种是从理学观点出发处理相火，即要求“人心听命乎道心，而又能主之以静，彼五火之动皆中节，相火惟有裨补造化，以为生生不息之运用耳，何贼之有？”“盖相火藏于肝肾阴分，君火不妄动，相火唯有禀命守位而已，焉有燔灼之虚炎，飞走之狂热也哉”(《格致余论·房中补益论》)。这是要求修身养性，从思想上下功夫，以理智克服欲念，使五志不妄动。另一种是用药物治疗相火的方法，推广河间、子和、东垣诸氏之法。刘、张成功之处，在于降心火，升肾水（即用寒凉药泻火，火去则肾水自生），东垣之成就，是泻水中之火。总之是补水泻火，这是“相火论”中提出的治疗原则。

在《丹溪心法·火门》中，论治主要分别虚实，与《相火论》精神是完全一致的，其附录即是该书之文。认为实火可泻，用黄连解毒之类，虚火可补，用人参、白术、生甘草之类（《医学正传》)。凡火盛者，不可骤用凉药，必兼温散，如风寒外受之邪化火以及郁火，皆须发散方法乃佳，又如人壮气实，火盛甚至发狂者，可用正治方法，如大黄、芒硝、冰片之类，反之，人体虚而火盛，有虚狂者则不能正治，若用寒凉，其病立危。所以阴虚火动较为难治，朱氏倡用补阴降火法，药如炒黄柏、生地黄之类，或四物汤加炒黄柏、炙龟板之类，临床用之多获效。

在《丹溪心法·补损》门中，更突出地反映了丹溪滋阴降火的成就。此门罗列 25 方，其中有大补丸、补阴丸、济阴丸、补虚丸、补肾丸以及三补丸、五补丸等共计 22 方。其典型方剂如大补丸，药用黄柏、知母、熟地、龟板，有降阴火、补肾水之功。余如补阴丸有 7 方，亦以黄柏、龟板为主药，配伍知母、熟地、当归、白芍、牛膝、侧柏、黄连等，三补丸有 5 方，其中 4 方是用黄芩、黄连、黄柏、栀子，配以龟板、生地、白芍等，甚至一味黄柏亦名大补丸。但在运用时，并不单方使用，而是“气虚以补气药下，血虚以补血药下”，其余方剂，亦遵从这个要旨，或佐陈皮，或佐干姜，或加砂仁，或加香附，甚至加人参、白术等，在滋阴降火的同时，时时注意保护胃气，使清滋不碍脾运，苦寒不伤胃气，这是丹溪功力独到之处。

丹溪在《格致余论·序》中认为，“湿热相火，为病甚多”，试推论之，如中风之病，有湿土生痰，痰生热，热生风者，有阴虚火热，热胜风动者。至于治疗，认为“子和用三法，有的系邪气卒中，痰盛实热者可用”。所以痰壅盛者用吐法去风疾；阴虚火热者宜滋阴降火，用四物汤加牛膝、竹沥、黄芩、黄柏；有痰者需加祛痰药。又如喘证，有火炎者宜降心火，清肺金，甚至用导水丸（大黄、黄芩、牵牛子末、滑石）治之。如阴虚挟痰喘者用四物汤加枳壳、半夏以补阴降火。理气化痰。又如咳嗽，夏季是火气炎上，宜重用芩、连以清金化痰降火。干咳乃痰郁其火，邪在中，用苦桔梗开之。在下用补阴降火之剂，四物汤加炒黄柏、竹沥之类。上半日金嗽者属胃中有火，用贝母、石膏降胃火。午后嗽多者属阴虚，必用四物汤加炒黄柏、知母降火。又如吐血，是阳盛阴虚，血不得下行。因火炎上之势而上出者，宜用山栀清胃脘之血。吐血觉胸中气塞，上吐紫血者用桃仁承气汤下之。若阴虚火动，多先吐红，后见痰嗽，以四物汤加祛痰清火药。吐血挟痰，积吐一二碗者亦只补阴降火，四物汤加泻火剂之类。但挟痰而用止血药则泥而不行，只要治火则血止，因吐血因于火病。如虚火上浮，不宜于滋降者，可用从治法，以交趾桂为末，冷水调服。大吐红不止，亦可用炮干姜末加童便调服。又如发热，伤寒寒热当用表散，发热恶寒亦宜解表，但伤寒热甚而渴，表解里实，渐热引饮，可用三一承气汤；过经热不解，用黄连解毒汤或凉膈散；如阴虚发热，脉数而无力者，又当用四物汤加炒黄柏、黄芩、龟板等，这是降火补阴之妙剂。如此种种，在丹溪书中真是层出不穷。朱氏鉴于“因《局方》之教久行，《素问》之学不讲，抱病谈医者，类皆喜湿而恶寒，喜补而恶解利”（《格致余论》）的偏向，善于以火辨证治疗，可谓独树一帜，对纠正时弊作出了贡献。

由于相火“迅急”易动，非君火之温和，引起人体“阳常有余，阴常不足”，从而潮热、盗汗、骨蒸、眩晕、耳鸣、咳嗽、咯血、吐衄等证俱作，“脉象涩数，口必干燥”（臧达德《履霜集》补充此二证），遵照《素问·六微旨大论》“相火之下，水气承之”之旨，并效法王冰《素问·至真要大论》释文对水火的处理，“逆者正治”，掌握其“遇草而炽，得木而燔，可以温伏，可以水灭，逆其性气以折之，攻之”。一方面倡议茹素戒荤，“淡泊是谙”，另一方面学习张洁古《家珍》“养血益阴热能自退”，投钱乙六味丸的经验，甘凉润滋，固护“本真”，并兼苦寒清火，泻以助补，其喜用方药有地黄、龟板、知母、花粉、童便、猪脊髓、琼玉膏及西瓜、梨水、蔗浆、藕汁等，且必酌加黄芩、黄连、黄柏、青黛、山栀之类泻火，代表方为大补阴丸，属著名的潜镇游火，充阴降阳之剂，此方曾风行一时，“海内沿染，竞相传习”（张琦《四圣心源·序》）。歙县吴澄对丹溪的这一学术成就评价十分中肯，他说：“丹溪治虚损之法，专主乎降，盖为虚损门中阴虚火旺者立法，亦非概括虚损证也，夫有东垣之升，自有丹溪之降，气下陷而不能升者，当用东垣之法为先，火上升而不能降者，则用丹溪之法莫缓”（《不居集》）。“丹溪的遣药方法和施治要点，能发前人所未发，补前人所未备”（虞抟《医学正传》）。不仅应用于内伤杂证，且对温病晚期的处理也开辟了一条生津、育液、填补下焦的途径。或由于后世私塾者存有局限性，“师守真而过，则偏于苦寒，师丹溪而过，则偏于清降”（李中梓《医宗必读》）。致使有人片面地认为，“自丹溪辈倡阳常有余之说，后世医者每为所囿”（焦循《雕菰集》文录“郑素囿医案”序）。更有人矫枉失正，滥施滋补，造成又一时弊。正如何梦瑶针对这一倾向所批评的：“河间言暑火，乃与仲景论风寒对讲，丹溪言阴虚，乃与东垣论阳虚对讲。皆以补前人所未备，非偏执也。后人动议刘、朱偏用寒凉，矫以温补，立论过当，遂开酷烈之门，今日桂、附之毒，等于刀锯，梦瑶目观其弊，不得不就正其失，初非偏执，读者幸勿从辞害意”（《医碥·凡例》）。

丹溪生当元代之江南地区，鉴于该时因于酗酒，纵欲，肥甘不节，且当地《局方》盛行，香燥药物充斥市廛，相火妄动者多，故在《素问·太阴阳明论》“阳道实，阴道虚”的基础上，结合临床所见，提出了闻名后世的“相火”为害和“阳常有余，阴常不足”的学说，他的治疗方法能突破前人藩篱，极富创新之义，促进了中医学的发展。

论朱丹溪“湿热”学说

丹溪注重湿热学说，他在《格致余论》写有“生气通天论病因章句辨”及“新定章句”，“因于湿，首如裹，湿热不攘，大筋软短，小筋弛长，软短为拘，弛长为痿”之文，纠正了王太仆句读中的错误，至今成为后学者所尊崇。

丹溪受李东垣学说的影响，东垣曾在《脾胃论》中列有“长夏湿热胃困用清暑益气汤”“湿热成痿肺金受邪”之说，并在《兰室秘藏》中也述及了湿热，其论述虽颇有见地，但他论湿热并不详备，丹溪在东垣论湿热的基础上对证治方面作了较大的发挥。如清·张璐在《张氏医通》中谓：“湿热一证，在所未详，到丹溪始大发其奥，故后世得以宗之，殊不知其是从东垣痹证诸方悟出。”此语不为无据。

丹溪之师罗知悌尝对丹溪有言：“医学之要，必本于《素问》《难经》。而湿热相火为病最多，人罕有知其秘者，兼之长沙之书详于外感，东垣之书详于内伤，必两尽之，治病方无所憾，区区陈、裴之学，泥之且杀人。”(《宋濂集》)因而丹溪在李东垣、罗知悌所述理论基础上，对湿热证治作了较大的发挥，故在《格致余论》中写道：“湿热相火为患最多。”

对于湿热的病机，例如中风，丹溪认为，“湿生痰，痰生热，热生风”，其病理过程始为湿，终为风。痿证的病机，他认为：“湿邪为热，热留不去，大筋软短者，热伤血，不能养筋，故为拘挛，小筋弛长者，湿伤筋，不能束骨，故为痿弱。”

对于湿热的治疗，丹溪不仅继承了东垣用“清燥之剂”，“寒凉以救之”的观点，并且据此而大加补充，增添了不少行之有效的方药。如他治痿证之属湿热者，用东垣健步丸加燥湿降火的苍术、黄芩、黄柏、牛膝之类，并自制虎潜丸，既清火燥湿，又补肾坚阴，以治痿证之属肝肾阴虚为主者，此方是根据东垣“源绝则肾亏，痿厥之病大作，腰以下痿软，瘫痪不能动”(《脾胃论·湿热成痿肺气受邪论》)之义而立方的，不用东垣所拟的清燥汤，但更切合“肾亏”的病机。又如著名的二妙丸，治疗“筋骨疼痛因湿热者”，亦治痿证，药虽只黄柏、苍术二味，功效却十分显著。另如丹溪的大补丸“去肾经火，燥下焦湿，治筋骨软”，单用黄柏一味，后世医家如张介宾等因词善义，对该方取“大补”之名而用于补损，实属误解。这是丹溪据东垣“火伤元气”之说而立方的，邪火退则元气不伤，故仅此而言，可以称其为补，并非真有补元气的作用，何况丹溪对本方的用法也说得很清楚：“气虚以补气药下，血虚以补血药下，并不单用。”（《丹溪心法·补损》）在实际应用中也是很灵活的，如治湿热成痿，“气虚，四君子汤加黄芩、黄柏、苍术之类；血虚，四物汤加黄柏、苍术，煎送补阴丸”（《丹溪心法·痿》）。章法井然，对后世颇多启迪。

丹溪还扩充了湿热证的范畴，如吐酸证的病机，《素问》言为热，东垣言为寒，丹溪则谓：“吐酸是吐酸水如醋，平时津液随上升之气郁积而成，郁积之久，湿中生热，故从火化，遂作酸味，其有积之于久，不能自涌而出，伏于肺胃之间，咯不得上，咽不得下，肌表得风寒，则内热愈郁，而酸味刺心。”（《局方发挥》）故他说：“《素问》言热者，言其末也，东垣言其寒者，言其未也。”并对东垣提出直率批评：“东垣不言外得风寒，而作收气立说，欲泻肺金之实，又言寒药不可治酸，且无治湿热郁积之法，为未合经意。”（《局方发挥》）为弥补东垣“无治湿热郁积之法”的缺陷，丹溪治此证以炒黄连为君，反佐炒吴茱萸，顺其性而折之，是即著名之“左金丸”，为后世所称道。

论朱丹溪“气、血、痰、郁”学说

遍阅丹溪著作，并无“气、血、痰、郁”专论，气、血、痰、郁均散见于诸书中，因此，后世对丹溪气、血、痰、郁学说承认者有之，持否定态度者亦有之。

“气、血、痰、郁”学说从何而来，细考其学术渊源，实出于丹溪诸弟子之手，由零散记录而成。真正记载并用于临床的，最早见于《金匮钩玄》，该书虽署名为丹溪，实际可能出自戴元礼之手，其中载有用气、血、痰、郁的病机去分析、治疗中风、郁证、温病、翻胃、痿证等疾病的内容多冠以“戴云”字样，然而，《金匮钩玄》和《丹溪心法》诸书虽已在临证中运用了气、血、痰、郁去分析病证，指导用药，却未在理论上作出明确的总结，明确提出以气、血、痰、郁为杂病纲领的，最早应是王纶，他在《明医杂著·医论》中谓：“丹溪先生治病，不出乎气、血、痰，故用药之要有三：气用四君子汤，血用四物汤，痰用二陈汤，久病属郁，主治郁之方，曰越鞠丸，盖气、血、痰三病，多有兼郁者，有郁久而生病，或久病而生郁，或误药杂乱而成郁，则余每用此方，治病时以郁法多之，气病兼郁，故用四君子汤加开郁药，血病、痰病皆然，故四法者，治病用药之大要也。”因此，气、血、痰、郁为丹溪诊治杂病、探讨病因的总纲，后人将气、血、痰、郁学说称之为“四伤学说”。

戴元礼、王纶二人系丹溪高足，其本人在学术上皆有成就，他们继承了丹溪四伤学说并加以弘扬，既在实践中应用，又在理论上整理。因此，可以认为，气、血、痰、郁学说属于丹溪学术的重要组成部分。故程钟龄谓："杂证四字者气血痰郁也。""在平时，将气血痰郁四字反复讨论，曲尽其情，辨明虚实寒热，轻重缓急，一毫不爽，则临证灼然而于治疗杂证之法，思过半矣。"刘伯骥曾指出：丹溪治杂症"从气、血、痰、郁四字由之，气用四君子汤，血用四物汤，痰用二陈汤，郁用越鞠丸，参差互用，各尽其妙焉。"《中医各家学说讲义》二版教材认为：丹溪在临证上以气血痰郁为纲，六气致病为目，对后世内科学影响深远，说明后世对丹溪的气、血、痰、郁学说是肯定的，其意义也是深远的。

1. 气血辨证指导思想 丹溪师事罗知悌，印象较深的有二事，从对一病僧的治疗过程中，"大悟攻击之法，必其人充实，禀质本壮，乃可行也，否则邪去而正气伤"，必致坏病。二是见罗治病无一定之方，"大悟古方治今病，焉能吻合？"这两个大悟深刻地影响了丹溪的治疗观，一则重视正气，奠定气血论治的基础，二则主张辨证用药，不拘成方，成为《局方发挥》的基调，丹溪以东垣思想为指导，总结罗知悌经验，完善了自己的治疗思想，指出"攻击宜详审，正气宜保护"。

保护正气的思想基础在于他对疾病发生机理的认识，提出虚证固虚扶正，甚或邪实的根本原因仍责其虚，因为"夫邪所客，必因正气之虚，然后邪得而客之，苟正气实，邪无自入之理"。正气主要指气血而言，"人之所有者血与气耳"，"血气者身之神也，神既衰之邪因而入，理或有之"。因此，在这种治疗思想指导下的气血论治，其特点偏于补虚，多从气血不足的角度考虑问题，所以王纶认为四君子、四物是其气血论治的代表方，正反映了这一特点。

2. 气血辨证论治 《格致余论》广泛讨论了内外妇儿各科疾病，而以重视气血、保护正气为特色，疟疾的发病特点是“弱质得深病”，胃气之伤是病变发展的重要因素，其治虽当汗解，却须参术相助，尤忌伤正截疟。神志错乱总由“气血两亏，痰客中焦，妨碍升降，不得运用。”处方用药则补脾益气居清热导痰之先。妇科诸疾尤重气血，不孕“率由血少不足以摄精”“欲得事者必须补其阴血，使无亏欠，乃可推其有余以成胎孕”。胎堕多由气血虚损兼内火扰动，所谓白术、黄芩乃安胎圣药，正由此着眼。“血少则胞弱不能自举”而为转胞，治用四物加参术、二陈，产难责气虚不运，“补其母之气则儿健而易产”，立大达生散，以参术、芍草补虚治本，紫苏、陈皮、大腹皮行滞为佐，“难产之后，血气尤虚”，其治胞损淋漓，即以峻补成功。全书论病 18 种，以虚立论即有 9 证，《金匮钩玄》论病 139 门，责病因病机之虚则有 70 余门之多，占 56.9%，足证从气血不足角度认病识证，是丹溪的一大特点。

气血实证从热从郁，丹溪仍顾及其虚。臌胀由于气化浊血瘀郁而为热，湿热熏蒸成胀满，根本原因却在脾土受损，宜补脾为先，所附医案均以补气养血获效，所谓“知王道者能治此病”。呃逆是木邪挟相火上冲的气逆实证，其本在于土败木贼，泻火当兼扶土，诸案均责其实，用大补丸、益元散等，而以人参白术汤下，或以参芦取吐，亦可见其意之所在。

“气用四君子汤，血用四物汤”。王纶在一定程度上道出了丹溪气血论治注意补虚的特点。四物汤见于《金匮钩玄》有 29 门，其中明言血虚无血 14 门，阴虚 5 门，混言虚而不分气血 2 门，病后调理 2 门，血虚血热共用 3 门，合计 26

门从虚着眼，另有呕血、脚气、酒糟鼻3门责之血热，此外尚有用四物汤之药而不出其名的，如头风“属血虚，川芎当归芍药”，血虚头痛“必用川芎当归汤”，痛风“多用川芎当归，佐以桃仁、红花”，痢疾亡血“倍用归身尾，却以生芍药、生地黄、桃仁佐之，复以陈皮和之”。诸方实属四物化裁，合而计之，全书用四物汤就有33门之多了。

东垣补气健脾的特点是升阳燥湿，喜用辛散的风药。丹溪认为“东南之人阴火易于升”，故补气多兼血药的阴柔滋润而不取风药的升浮温燥。观《金匮钩玄》气虚而用升柴的，除伤寒须发散外，即水肿、泄、浊、脱肛、小便不通、血崩等下焦病，可知丹溪掌握这类药物适应症之严，甚至认为茯苓“仲景利小便多用之，此暴新病之要药也，若阴虚者恐未为相宜”，利水渗湿不甚合于阴柔滋润的用药风格，故一般补气方中少用。因此，四君子并非丹溪补气主方。《金匮钩玄》断为气虚37门，其中有方药30门，用四君子仅5门，而21门只出药不名方，用得最多的是人参（29门）、白术（20门）、黄芪（10门），用茯苓仅8门，甚至连水肿也认为当以参术补，使脾实气运，“则水自行，非五苓之行水也”，“少佐以苍术、茯苓使水自降，用大剂白术补脾”。有人统计分析丹溪医案344例，其中指出病机的有169例，有气血虚的68例，占40.2%；319例出方药的医案中，出现频率最高的药物依次是甘草、白术、人参、陈皮、当归、芍药、茯苓、川芎，除陈皮外全是补气养血药；212例使用成方的医案中，四物汤为44例，四君子汤仅6例，其他补气血方17例，运方用药规律与病机认识规律基本一致，丹溪医案从医疗实践角度客观地反映了丹溪重正气、重气血的治疗观点。

3. 痰郁致病的起因 丹溪治病以气血痰郁为纲，尤重痰郁。他认为凡气血怫郁，津液必停滞不化，凝而为痰，痰郁又影响气血调和，故不治痰郁，则气血无以调和，而调理气血又往往是为了治痰郁，戴元礼在《推求师意》中指出丹溪论痰郁起因谓：“痰饮之初起也，或饮食不谨，或外伤六淫，或内伤七情，或食味过厚，皆致谷气不升资发，营卫先郁滞而成膈热，故津液不行，易于攒聚，因气成积，积气成痰。”丹溪认为痰之已成，随气升降，无处不到，或贮于肺，或停于胃，或凝滞于心膈，或聚于肠间，或客于经络四肢等，其为病则为喘咳，为呕吐，为泄痢，为眩晕，心中嘈杂，怔忡惊悸，为寒热痛肿，为痞膈，为壅塞，胁间辘辘有声，或背心一片常冰冷，或四肢麻痹不仁，……诸般杂证，多与痰相关，所以他说：“百病中多有兼痰者，世所不知也。”（《丹溪心法》）

4. 痰郁辨证论治 丹溪认为辨治痰病，应根据痰的成因，痰病性质，以及痰在人体不同部位而定，强调审证求因，审因论治的辨证方法，如论热痰，则多烦热惊悸；结于咽喉则喉痹肿痛，结于胃中为呕吐，为嗳气，为嘈杂；若七情郁而生痰动火，随气上厥为眩晕，痰郁其火，于咳难治，气痰随气攻注，走窜不定，阻于咽喉，如絮如膜，甚如梅核，咽咯不去，滞于膈间，为气膈；积于胸腹，为癥瘕积聚，为心腹块痛；风痰多见奇证，上攻头目，为头痛，为眩晕，为目眶痛；流注经络，为肢节臂痛，为偏瘫；湿痰倦怠软弱，体肥之人多有之，积于心下为痞，攻于头部为重痛，在腹为腹痛，为泄泻，流于下焦，为白浊、为带下、为疝，流于经络为结核，或在项、在颈、在臂、在身，其症不红不痛，不作脓，若妇人体肥饮食过度，经水不调者，乃是湿痰；惊痰多成心痛，癫疾；饮痰多成胁痛，臂痛；暑痰多成呃逆，眩晕；冷痰可成骨痹，食痰多见疟痢口臭，痞块满闷；脾虚生痰，食不美，反胃呕吐等。其论痰之详，可见一斑。

丹溪辨识疾病经验丰富，认识独到，很有卓见，如治浦江洪宅妇一案，症见疟三日三发，食甚少，经不行已三月，两手俱无脉，时值腊月，丹溪初疑为虚寒，用四物加附子、吴萸、神曲治之未效，继观其举动正常，语言行步并无倦怠，遂断为积痰生热，痰阻经血不行，结伏其脉，营卫失和，用三花神佑丸逐下积痰，治疗旬日，食渐进，脉渐出，后以食养而愈（《古今医案按》）。

丹溪对难治的痰证亦颇有认识，如他说："久得脉涩者，卒难开也，必费调理""痰成块，或吐咯不出，兼气郁者难治""气湿痰热者，难治"（《丹溪心法》）。盖丹溪认为人体无时不处于"阳动""阴亏"的局面，津液属阴，乃生血之源，病痰者生痰不生血，久得脉涩为阴血亏耗之证，此时若消其痰，则阴越伤，滋其阴则痰越恶，只宜养阴化痰消息调理，绝非一时取快所能奏效，故主张用六味丸、生脉饮、金水六君煎等治之。

至于痰兼气郁，则因气郁最易激发肝火，日久又可导致阴亏，气郁而血郁，生痰动火，气滞血瘀，如果肝、肺、脾、胃以及气、血、津液诸病，所谓"一有怫郁，诸病生焉"（《丹溪心法》），岂不难治。且情志之病，徒持药石，效必不著。气湿痰热者，"气有余，便是火"，湿为成痰之源，痰火湿热相互煎熬，越结越稠，黏着成块，随之而上，每多阻于胸膈，若去亦非易事，故云难治。

丹溪论痰并重视痰瘀（瘀、郁义通）相关，他认为：

“痰挟瘀血，遂成窠囊”（《丹溪心法·痰》）。在肺则凝滞肺气，为肺胀喘咳，在胁则阻经络，为胁痛不适，若胃中有湿痰死血，则手麻木，膈间有瘀血动痰，可为噎膈，大肠有痰积死血流注，可成肠痈，若痰与食积死血并于腹中，又能作块成聚而为癥瘕。

痰瘀相关在临床上必然痰瘀同治。因气血津液相辅而行，彼此相关，一旦气滞不运，或气化不及，不唯津变成痰，同时也可血滞为瘀，且痰瘀能互为因果，痰涎凝聚，使血运郁滞，蓄而为瘀，瘀血停积，阻塞脉道，“脉道不通，气不往来”（《素问·玉机真脏论》），津液随之聚为痰涎。丹溪治痰，常与祛瘀并施。如中风之治，主张“治痰为先，次为养血活血”“若不先顺气痰，又不活血，吾未见能治也”。中风偏瘫见于右者以二陈为主，见于左者则用“四物加桃仁、红花、竹沥、姜汁”（《丹溪心法·中风》）。凡人体内外所生包块，皆是痰浊死血积聚而成，因为“气不能作块成聚，块乃有形之物，痰与食积死血而成也”（《丹溪心法·积聚痞块》）。制方如血块丸即用海石、三棱、莪术、桃仁、红花、五灵脂、石碱等破血消瘀化痰散结治疗积聚成块。

再如痈疽之成，《内经》责之营血稽泣，热甚血肉腐败，丹溪则释为“厚味之先，侵及经络”，使“血为之滞，气为之乱”，同时津液稠黏，为痰为饮，进而痰饮死血互搏，壅滞发热，以致肉腐成脓，治疗不惟解毒凉血活血，还当化其痰浊，因此他在自制的乳痈方中，就以青皮、瓜蒌、橘络行气化痰，与皂刺、连翘、甘草清热散结活血同用（《脉因症治·痈疽》）。正由于痰多挟瘀，一般治嗽吐痰亦用活血化瘀，并论“肺胀而嗽，或左或右，此痰挟瘀，碍气多病，四物加桃仁、诃子、竹沥、青皮、姜汁之类（《丹溪心法·咳嗽》)。丹溪运用痰瘀并治法，广泛微妙，疗效神奇，兹举一例，以窥一斑。“一少年，食后必吐出数口，却不尽出，膈上作声，面色如常人，病不在脾胃，而在膈间。是因大怒未上，辄食面，故有此证，想其怒甚则血菀于上，积在膈间，碍气升降，津液固聚，为痰为饮，与血相搏，用二陈加香附、韭汁、萝卜子，二日以瓜蒂散吐之，痰中见血一盏而愈”(《名医类案·卷四》)。噎膈之因颇多，丹溪认为本案是因血菀碍气生痰，痰血互搏而成，见解独到，可见其痰瘀理论有着坚实的实践基础，从而为痰、瘀治疗开拓了新思路。

总之，丹溪的“气、血、痰、郁(瘀)”学说，零星贯穿在他的整个理论中，他在辨证论治中，前后由门人系统地串成“气、血、瘀、郁”学说，成为丹溪滋阴外又一学术特色，此种特色成为后世医家辨证论治的准绳。

论朱丹溪调气学说

丹溪为滋阴学家，数百年来已成定论。然而丹溪并非唯滋阴论者，除上述外，他对气与调气之法有一定研究并取得了一定的成果，其论气的主导思想来源于理学和李东垣的气学观，兹论析如下：

1. 统摄天地万物和人体唯一是“气” 丹溪的医学哲学思想明显导源于理学，而理学中极其重要的内容——论气，有“太虚邪气”之说，曰：“太虚无形，气之本体，其聚其散，变化之客形尔。”(《正蒙·太和篇》)又曰：“凡可状，皆有也，凡有，皆象也，凡象，皆气也。”(《正蒙·乾象篇》)

认为气是充斥宇宙万物之实体，由于气的存亡聚散，而有万物之生死变化，强调人与物皆禀天地之气而生，无气则无生命万物。丹溪承理学论气之说而运用于医学曰："天地自相依附……大气常举之也，夫自清浊肇分，天以气运于外而摄，地以形居于中而浮于水者，是气也，即天之谓也，自天无极者观之，故曰大气。"（《格致余论·天气属金说》）他进一步又阐述："天地以一元之气化生万物，根于中者曰神机，根于外者曰气血，万物同此一气。"（《格致余论·夏月伏阴在内论》）他认为天地之沉浮运行，皆由大气所统领提挈。而天地之气，又能化生生命万物，乃至人身气血，如曰："人受天地之气以生，天之阳气为气，地之阴气为血。"（《格致余论·阳有余阴不足论》）着重说明人之气血分别源于天地之气。丹溪从气的认识，导出他的著名论点，即阴常不足，阳常有余。又曰："天，大也，为阳，而运行于地之外，地居于天之中，为阴。"（《格致余论·阳有余阴不足论》）认为天属阳而大，地属阴而小，天大包于外，地小含于内，故阳有余而阴不足。

2. 人体之平衡唯赖气之升降　天地运行赖大气的维系，人体平衡赖气机的升降，丹溪谓："夫周流于人之一身以为生者，气也，阳往则阴来，阴往则阳来，一升一降，无有穷已。"（《局方发挥》）明确指出人身阴阳气血之往复出入，津液水火之升降平衡，无不由气来完成，并具体指出："气为阳，宜降，血为阴，宜升，一升一降，无有偏胜，是为平人。"（《局方发挥》）气（阳）血（阴）在升降运动中必须保持不偏不胜，相对平衡，才能使人体健康无病。可见丹溪并非片面强调养阴论，而是强调气血阴阳平衡这一观点，在临床用药中也时时受到气血阴阳平衡的指导。丹溪谓："气血虚，皆以味补之，味阴也，气阳也，补阴精以求其本也，故补之以味，若甘草、白术、地黄、泽泻、五味子、天门冬之类，皆味之厚也。”（《格致余论·茹淡论》）治气血之虚药，有甘草、白术之补气者，有地黄、天冬养阴血者，兼有五味子之敛，泽泻之渗，虽名之“补阴精以求其本”，实则气血兼补，以期阴阳升降之平衡。进一步，丹溪又明确指出，气和阴的相互依存关系，气虚可导致阴虚，阴虚亦会造成气脱，如丹溪谓：“气不上升，则在下之阴甚弱。”（《格致余论·春宣论》）指出气虚可导致阴弱。又谓：“阳气暴绝，当是阴气先亏，阴先亏，则阳气无所依附，遂致暴绝。”（《局方发挥》）指出气脱之证，多见阴竭于下。由此可见，丹溪关于气的论述是相当完整全面的，从气的重要意义及其在人体中的作用，到强调阴阳、气血、津液、水火，必须在气机升降中维持平衡，再到指明气与阴的依存关系，直到调补气血平衡的用药法则，这一整套的以气为契机的关于自然、生理、病理、治疗和预防的论述，形成丹溪全面、正确的医学学术体系。

3. 脾胃之气为人身正气之本 丹溪四十而弃儒习医，他初读子和之书，对汗吐下三法攻邪疗疾之论钦佩不已，以为“医之法尽矣”，但是在实践中遇到许多病证，依子和之法治之未能得效。因此困惑不解，遂游遍江南，“决意于得名师以为之依归”，几经拜求，方得入罗知悌之门，侍诊之初，“观罗先生治一病僧，……每日以牛肉、猪肚、甘肥等，煮糜烂与之，凡经半月余，且时以慰愉言劳之……察其形稍苏，与桃红承气，一日三帖下之，皆是血块痰积方止，次日，只与熟菜、稀粥将息，又半月其遂如故。”此案丹溪至晚年不忘，并记录在《格致余论》中，可见影响至深。分析此案，病僧之痰似因气郁而致血结、瘀血成积聚之证。论病证当用攻瘀消积之剂，但因正气衰不耐攻伐，亟须食糜养正，正复方可攻瘀，邪去六七，不可再攻，扶正而邪自去。丹溪原思“惟务攻击”之时闻此高论，茅塞顿开，因“大悟攻击之法，必其人克实，禀质本壮，乃可行也，否则邪去而正气伤，小病必重，重病必死”（《格致余论·张子和攻击注论》）。认为人身之气，首重脾胃之气，丹溪引《内经》“饮食入胃”一节后，强调“是脾具坤静之德而有乾健之运，故能使心肺之阳降，肾肝之阴升，而成天地交之泰，是为无病之人”（《格致余论·臓胀论》）。又谓：“胃为水谷之海，多血多气，清和则能运。”（《局方发挥》）人身之阴阳气血，脏腑之斡旋升降，全赖脾胃之滋养与运化，特别指出阴精与胃气密切相关。丹溪谓：“人之阴气，依胃为养，胃土伤损，则木气侮之矣，此土败木贼也……言胃弱者阴弱也，虚之甚也。”（《格致余论·呃逆论》）这里进一步提出，补阴精必先补胃气，胃气得以滋养疏通，方可达到养阴之功。丹溪并着重分析饮食养正的具体方法，如“粳米，甘而淡者，土之德也，物之属阴而最补者也……或虑过多，因致胃损，故以菜助其克，足取其疏通而易”（《格致余论·茹淡论》）。胃气的强弱通滞，影响到脏腑、气血、阴阳，甚至胃气的能复与否，是生死的关键。如丹溪谓：“伤败之胃气无复完全之望，去死近矣。”（《格致余论·大病不守禁忌论》）并举两例痰疟重证为戒，一宪金詹公，与劫药后，疟病迁延半载，丹溪诊之以为“唯胃气未完，又添寒汗未适，进以白术粥和丸，与二斤，令其遇饥时且未食，取一二百丸与热汤下，只与白粥调养，尽此药，当大汗而安，已而果然。”（《格致余论·疟论》）二丹溪之族叔，患疟，又患痢，“自恃强健能食，恣口大嚼，遇渴又多啖水果，如此者月余，后虽欲求治不可着手矣，淹淹又月余而死”（《格致余论·大病不守禁忌论》）。此二例，一生于胃气之复，一亡于胃气之败，胃气之可贵，岂不发人深省！

4. 六郁皆因于气机失调 丹溪擅治郁，立气、血、痰、火、湿、食六郁之论，创六郁之方越鞠丸，为后世名方之一。细读丹溪之书，郁虽为六，其源则一，认为气郁、血郁、痰郁、火郁、食郁、湿郁，皆因于气机之失常。丹溪谓：“今之冷气、滞气、逆气、上气，皆是肺受火邪，气得上炎之化，有升无降，熏蒸清道，甚而至于上焦不纳，中焦不化，下焦不渗，辗转传变，为呕、为吐、为膈、为噎、为痰、为饮、为反胃、为吞酸。”（《局方发挥》）丹溪又补充阐明气郁、血瘀、痰积、火热等的病因病机，他谓：“夫气之初病也，其端甚微，或因些少饮食不谨，或外冒风雨，或内感七情，或食味过厚，偏助阳气，积成膈热，或资禀充实，表密无汗，或性急易怒，火炎上以致津液不行，清浊相干……如此蔓延，自气成积，自积成痰，此为痰，为饮，为吞酸之由也。良工未遇，谬药又行，又夹瘀血，遂成窠囊，此为痞、为痛、为呕吐、为噎膈反胃之次第也。”（《局方发挥》）由外感六淫，内伤七情，饮食不节而致气机失常，遂致火热上炎，津液不行，痰湿积滞，瘀血内停，造成种种疾病，此即所谓“百病皆生于气”之由。

综观前论，丹溪主气学说，既导源于理学，又继承了《内》《难》及仲景、河间、东垣、子和诸先哲之学术，集前人之大成，且变化运用于临床实践。

5. 谈补血必先益气 气为血帅，血为气母，说明气血关系密切，血无气不能生，气无血不能化，气血旺盛，生化无窍，这是气血的生理。

从病理上看，失血之人必损气，气虚之人必缺血，古人对此颇多经验，如十全大补汤、八珍汤，均为气血两补之剂，归脾汤补气摄血，实际重用黄芪、党参，当归补血汤以补血为要，实际以黄芪为主药，因而补血必先益气，成为中医临床规律。

现在有这样一种倾向，如治疗贫血患者，将养阴补血之剂堆砌在一道使用，不考虑是否腻滞碍胃，更不考虑是否气虚不能摄血，结果治疗无效。章氏在临床中曾治疗不少较严重的贫血患者，皆重用补气药，使气化则血自生。

谈开泄肺气通调水道

癃、淋等证，平常治以通剂、利水剂，如泽泻、茯苓、车前子、木通等，若证情仍不减者，可于方中加入桔梗，临床可收显效。考桔梗味苦辛，性微温，入肺经，能宣肺散邪，载药上行，所以一贯有“药中舟楫”之称。肺为气之主，又为气之上源，司“通调水道，下输膀胱”之职，若肺气不利，易形成源堵流塞，以致上窍闭而下窍塞，桔梗开肺气以疏其源，则上窍通而下窍利，譬如茶壶，揭其盖则壶嘴自通，故前人有“提壶揭盖”之说。

章氏治疗急慢性肾炎出现的水肿，小便不通者，常用麻黄、桂枝以宣泄肺气，肺气得泄，则膀胱自利。如他曾治一例急性肾炎水肿患者，小便不通，全身浮肿，用水肿汤（麻黄、桂枝、白术、黄芪、薏苡仁、通草、茯苓皮、赤小豆、冬瓜仁、木香），3剂后水道得通，数日内水肿全消，以后用药调理而愈。古方“越婢汤”的立方原则也是出于宣肺以利上源之义。他治疗老年癃闭（前列腺肥大）数例，初用通利药，小便涓滴难下，后改用补中益气汤合六味地黄汤化裁，数剂后尿道通畅。

谈立方遣药

古语谓“用药如用兵”，方药是医者治疗疾病的有力武器，一方一药均关系到疗效的好坏，甚至患者的安危，故当慎思而后行。医圣张仲景立方遣药时，其药味的多少和剂量的大小都有一定的法度可循。如《伤寒论》桂枝汤：“桂枝三两去皮，芍药三两，甘草二两炙，生姜三两切，大枣十二枚擘，以水七升，微火煮取三升。”用药严谨，剂量配伍适宜，药物味少效宏，调和营卫，解肌退热力强，是辛温解表的代表方之一，很值后学效法。相比之下，现在有的医者立方遣药态度不够严肃认真，仅凭兴趣用药，处方时不考虑方剂的配伍和药物禁忌，既无原则又少规律，有的处方达数十味，一剂煎剂竟重达数斤，既浪费药物，又损伤了病患。如有一医者治疗肝炎时，为迎合病家求治心理，每次处方黄芪、茵陈均各开一斤，加上其他药物有半斤者、有四两者，这种欺世盗名的做法，与先贤严谨慎思的医风相比何止天壤？古代名医如叶天士、吴鞠通等每张处方不过十味，用量亦适度。古人还有将药物轧成粗末，混合后作成散剂服用者，既节省了药物，又提高了疗效。

临床中往往有些患者，在叙述病情中抓不住主症，而将所有病况如数家珍，和盘托出，这就需要医者用去粗取精、由表及里去分析、归纳、果断地抓住主要矛盾，出奇兵以制胜，而不是无的放矢，寒热杂投。

谈相反相畏药

药物中有十八反、十九畏之说，成为医者立方遣药的戒律。相反、相畏既不是毫无依据，故弄玄虚，也不是性如鸩毒，用之则杀人。

章氏认为是某些药在同用过程中，曾经出现过不应有的现象，甚至可能出现误杀人的事例，故记录在案，引以为戒。他认为某些药的确不能同用，如硫黄与朴硝，二药都属于“霸道”之药，同用之，能不杀人误事乎？但有的药并不存在反和畏的严重性。如人参与五灵脂，二药都是“王道”之药，用之得当，有益无害。徐灵胎治血鼓案，用“肉桂、黄连、人参、五灵脂、大黄，水煎，一啜下瘀血而愈”，《张氏医通》亦有相类之方。

又如甘遂是否反甘草，也应重新考虑。甘遂为逐水剂，与甘草同用，可以缓和其逐水性能，使能利而不泻，古人就有“甘遂甘草汤”的运用。

章氏在临床中常遇有肝郁气滞而引起瘿瘤或乳核患者，喜用四逆散、消瘰丸加昆布、海藻之类药物，海藻与甘草共用，多数患者未出现不良反应，两药性质和平，何相反之有？所以古人所留下的许多经验或教训，都必须经过我们的临床实践进行消化吸收，去粗取精，去伪存真。不能人云亦云，全盘继承。

常用药物配伍功用

药物的配伍运用，即通常所称的药对，是临床用药中常遇到的问题，用之得当则事半功倍，反之，疗效就不理想。在这方面章氏有许多成功的范例：如麻黄配桂枝为发汗重剂；苏叶合葱豉为发汗轻剂；银花配连翘、桑叶配菊花是轻宣清解；柴胡配黄芩则为疏散和解；蝉蜕合生军为升降和解；竹茹、橘皮合苏叶、栀子为旁达和解。

元明粉配白蜜属急性润下；芒硝配大黄属急下峻剂；楂、曲配制军能下食滞；桃仁合醋军可下瘀积；礞石、沉香配制军可下痰火；甘遂、大戟合制军能下水积；黄芪配当归、苁蓉能润下老人气秘；桃仁合松、柏二仁，可润下产妇血秘。

萝卜汁配瓜蒂能急吐痰涎；淡盐汤合橘红可缓吐痰涎；杏、蔻配姜、桔可辛温开上；香、砂合二陈能辛温和中；附、桂配丁、沉可辛温暖下；葱、豉配栀、芩能辛凉解肌；杏、栀合银、翘能轻清宣上；芩、连配姜、夏能苦辛清中；吴萸配黄连为苦降辛开。

五苓合三石，质重而导下；芦笋配灯心能轻清宣气；桑叶合丹皮能轻清凉血；知母配石、甘是甘寒清气；犀、羚合生地为咸寒清血；桔、夏配茯苓则消痰湿；蒌、贝合竹沥则清燥痰；姜、附配荆、沥可消寒痰；海蛤合梨汁则消火痰。

神曲配谷芽、麦芽则消谷食；山楂配莱菔子则消肉食；乌梅配蔗浆、葛花则消酒积。

参、芪配术、草是补气虚；归、地合芎、芍则补血虚；燕窝配冰糖是补津液；枣仁合茯神则补心神；熟地配枸杞可补肾精；杜仲合川断可补筋骨；枳壳配桔梗善开胸膈以疏气；桃仁合红花善通血脉以消瘀。

谈中药降压与升压

血压是人体血管收缩与舒张运动形成的压力，这种压力在正常生理情况下为维护血液正常循环所必需。正常的血压在 110 ～ 130/70 ～ 90mmHg。血压高或低于这个值，必然是人体受到某种影响的反应。

中药对血压的升降确有一定的影响，但如果说，某药是升压药、某药是降压药，或称某方剂是降压的，某方剂是升压的，从表面上看似乎有道理，但认真地说，是不妥的。因为中医是辨证施治的，而不是对症治疗的。

中药降压升压是按照气机升降规律去辨证论治的，只要辨证准确，虽桂、附亦能降压。章氏治疗慢性肾炎高血压，就是用金匮肾气丸温阳降逆，结果血压下降。反过来，当温热之邪闭阻脉道时，出现血压下降，用金银花、连翘、石膏、知母等治之，血压上升。这种一升一降，主要是用中药调理气机，气机一转，血压自然正常。

就以黄芪而论，有人认为是升压的，有人认为是降压的，这种一升一降的争论，很值得玩味。黄芪性味甘温，功能补气益阳，其升压作用是肯定的。因而临床上遇有气质虚弱，血压降低者，用黄芪配参、术等药，确有很好效果。但是有人认为黄芪是降压的，这就需要辨证论黄芪，如果患者肝阳上亢，热象明显，血压在正常范围以上，兼有头昏、头痛、口干口苦、面赤耳鸣、脉弦有力、舌赤苔黄等上盛下虚现象，绝非黄芪可降血压。但如果患者素禀阳气虚弱，甚或面浮肢肿，小便艰涩，血压偏高，脉沉细，舌淡苔白等气虚现象，必须重用黄芪，使正气上冲，浊气下降，则血压自平，小便自利，这就是黄芪降压的作用。只要气机一转，则升降自如，正如《内经》所说："调其气，使其平也。"说明黄芪在血压升降问题上能起双向调节作用。

麻黄与细辛应用小议

麻黄与细辛同为辛温药，前者为太阳经发汗解表药，后者为少阴经温阳散寒药，二者归经有所不同，但使用上又有联系，如麻黄附子细辛汤、小青龙汤等，往往是麻黄、细辛合用，其功效相得益彰，若单独使用，其功效各自有异。

《伤寒论》以麻黄为君的"麻黄汤"，主治恶寒发热，头痛身疼，无汗而喘，苔白脉浮，其功能是发汗散寒，宣肺定喘，为治疗外感风寒表实证的主方。但这种"表实证"多见于古代野外劳动者，或我国北方寒冷地带，人们体质壮实，轻微外感，并无觉察，必须感受重寒，才可能出现"伤寒"表实证，时至今日，人们生活条件、体质、情志等均不同于前者，野外作业，防护较好，北地虽寒，但居处暖室，空气干燥，患病者多为风寒挟热，或风寒化热之“风热感冒”，即或偶有少数风寒外感，多为虚中夹实，用人参败毒散、参苏饮以扶正祛邪，故不用麻黄汤。

感冒不用麻黄，是否麻黄无用武之地呢？其实不然，麻黄的主要功能是开发肺气，通利小便，最适宜于哮证（支气管哮喘）与水肿（急性肾炎）。哮喘发作时，用他药不易控制，选麻黄可立竿见影。在水肿无尿时，他药无效，麻黄可很快利尿消肿。当然，无论定喘或利尿均应在复方中使用，不宜单味煎服，麻黄剂量最多可用至15g，需因人而异。

其次谈细辛，《伤寒论》麻黄附子细辛汤为少阴病主方，主治少阴病，始得之，反发热，脉沉者，细辛既能助麻黄解表，又能助附子温经散寒，能起到助阳解表的作用。小青龙汤中麻黄、细辛主要功效为解表散寒，温肺化饮，下气除痰，主治外感风寒、内停水饮的痰饮证。

章氏应用细辛，并不限于上述二方主治之少阴病或痰饮证二者。如曾治一剧烈头痛患者，中西药久治不愈，头痛发作时全身畏寒战栗不休，不发热，脉沉细，医院检查怀疑为脑部肿瘤。辨证为少阴头痛，立麻黄细辛附子汤，麻黄9g，细辛9g，附片12g。三剂而痛止。此外有他方是兼用细辛者，如清上蠲痛汤（《寿世保元方》）、川芎茶调散等主治各种头痛；独活寄生汤、小续命汤主治身痛、关节疼痛；玉女煎加细辛治风火牙痛等，皆有赖于细辛疏风止痛。

细辛使用剂量，前人有“辛不过五”“辛不过钱”之说，指使用细辛不能超过五分（1.5g）或1钱（3g），防止其辛温性烈，实际上细辛的用量可达3～9g而无不良反应，治疗时应因人因病而异。

学习朱丹溪医德医风

朱丹溪的学术思想，是后世医界学习、探索的准绳，而丹溪的医德医风，同样是后世学者的典范。

在医德方面，丹溪不辞辛劳，夜以继日地为贫病者诊病，劳而不计其酬，具有高尚的职业道德，他能急患者之所急，痛患者之所痛。据《故丹溪先生石表辞》记载：“四方以疾迎候者，几无虚日，先生无不既往，虽雨雪载途，亦不为止，仆夫告痛，先生喻之曰：疾者度刻如岁，而欲自逸邪。穷人求药，无不与，不求其偿，其困厄无告者，不待其名，注药往取之，虽百里之遥，弗惮也。”说明丹溪当时患者很多，无论路途多远，他都及时前去诊治，哪怕是雨雪路滑也在所不辞，并教训随从，病家一刻也等不了，我们能图安逸吗。对贫病者他施药不取酬，甚至对生病无钱接其出诊者不仅分文不取，还亲自带药上门医治，行百余里不畏惧。这种高尚的医德，是为后学楷模。

在医风方面，丹溪一向虚心学习，取人之长，补己之短，不保守，不故步自封，不耻下问，不自以为是，他是我国医学界中著名的谦虚好学者。无可讳言，历代以来，医学界缺少切磋精神，阻碍了医学的长足进步，大有“鸡犬之声相闻，老死不相往来”之势，例如汉·张仲景与华佗同一时代，共享盛名，而在学术上不相闻问。明·张景岳与喻昌同时，同为理论家与实践家，但在各自的著作中未提及一字，岂是交通阻塞，未能谋面之因？明·李时珍与万密斋，同时同地，同享医名，一为湖北蕲春，一为罗阳，只有一水之隔，难道从未闻名？彼此著作中亦未提及。还有甚者，清·叶天士、徐灵胎、薛生白等同时同地同里，同享盛誉于文化鼎盛的苏州，居然不相闻问，绝不是交通之梗，抑为负高自傲，曲高和寡，不欲互见，或为当时之风尚，莫解其故。

而丹溪则不然，据徐祯卿《异林》记载有丹溪轶事一则，他说，“朱彦修尝治浙中一女子瘵且愈，惟颊上两丹点不灭，彦修技穷，谓主人曰，须关中葛公（指《十药神书》著书葛可久）耳。然其人雄迈不羁，非子所能致也，吾遗书往，彼必来。主人悦，具供帐舟楫以迎，使至，葛公方与众搏大叫，使者候立中庭，葛公瞪目视之曰：尔何为者？使者捧牍跪上之，葛公省书，不谢客行，亦不返舍，遂登舟。比至，彦修语其故，出女视之。可久曰：法当刺两乳。主人难之。可久曰：请复以衣，援针刺之。应手而减，主人赠遗甚丰。可久笑曰，吾为朱先生来，岂责尔报耶，悉置不受。”

朱丹溪这种虚心谦逊、实事求是的医风值得我们永远学习。孔子曰：“三人行，必有我师焉。”“知之为知之，不知为不知，是知也。”时至今日，科学昌明的时代，既应发挥一己之长，也应明白自己之短，有自知之明，向能者领教，既不会丢面子，又能增长自己的知识，增加自己的光彩，何乐而不为？

漫谈汗法的应用与体会

汗法论治，前人言之详矣。理论始于《内经》，治法详于仲景，至金·张子和论汗，其理论较完备矣。历代医家对汗法均有阐述，但千百年来论汗详尽者，莫如清·程国彭《医学心悟》，其“论汗法”可谓熔前人汗法理论于一炉，堪为后世之法。

程氏谓：“然有当汗不汗误人者，有不当汗而汗误人者，有当汗不可汗而又不可不汗，汗之不得其道以误人者，有当汗而汗之不中其经，不辨其药，知发而不知敛以误人者，是不可以不审也。”寥寥数语，为发汗法提出了纲要，纠正了许多误汗者。汗法主要对外感客邪，辛温发汗或辛凉发汗，达到驱邪外出的目的。对于内伤疾病的汗法，程氏谓：“凡一切阳虚者，皆宜补中发汗；一切阴虚者，皆宜养阴发汗；挟热者，皆宜清凉发汗；挟寒者，皆宜温经发汗；伤食者，则宜消导发汗……”并指出有禁汗者，如脐周有动气者、脉弱者、亡血家、淋家、疮家，皆不可发汗。这些宝贵的经验，给后世临证取汗，指出了方向和方法。下面谈谈个人对汗法临证体验。

1. 外感达邪不可大汗 无论证属风寒或风热外感，汗法用辛温或辛凉，可是发汗药不能用之过多或过重，只宜适可而止，否则发汗过多，腠理失固，津气既伤，反致招邪，病邪必不退，证必不减，因此笔者在使用发汗解表药时，药味不多，只 2 ～ 3 味，药量适当 3 ～ 9g，配合其他药物，服药后只要求隐隐（微汗）汗出，汗出邪退正复。然必须注意的是，地有南北，质有强弱，邪有轻重，岁有寒暑，因此药有轻重，否则差之毫厘，失之千里。

2. 麻、桂不用于解表发汗 麻、桂发汗，始于仲景，千百年来被认为是发汗要药。然地有南北不同，人体有古今及强弱之差异。北方地高风劲，人体浑厚，且古人体质强固，感之者多为风寒，发汗必须用麻、桂辛温重剂，以求一汗而解。南方气候温燥，而今人素质薄弱，感之者又多为风热，解表发汗，使用银翘散、桑菊饮，足资运用，奏效亦捷，虽兼具风寒，略增荆、防、苏、陈，发汗甚速，至稳至当。因此麻、桂不常用于发汗解表，而常用于治水肿与哮喘。令人满意的是水肿（肾炎）患者，重用麻、桂，不仅不发汗，而可使小便增多，起提壶揭盖作用，水肿消退。哮喘患者本为汗多，用麻、桂后，喘平汗止，发挥了麻黄定喘作用。

3. 温病高烧不宜发汗 某些温病高烧患者，久热不退，因邪已由卫转气化热伤津，不能冀其一汗而解。亲见有人重用发汗药后，不仅热未得减，反使邪陷营血，出现神昏、出血等急候。因此，温病高热只宜清解透邪，不能发汗。

4. 湿热患者不必发汗 春夏之交，阴雨连绵，气候暴暖，感之者湿热内蕴，发热不退，即薛生白所谓“湿热证”，其证“始恶寒，后但热不寒，汗出胸痞，舌白口渴不引饮”。此证不必发汗，如用解表发汗剂势必病邪深陷，热不能退。若用芳香化湿，轻淡退热之甘露消毒丹，邪自小便出，而病一剂知，二剂已。

5. 中暑汗闭不能发汗 夏暑逼人，汗出蒸蒸耗津伤气，有人在烈日冒暑后，突然昏倒，四肢厥逆，汗出不止，是为阳暑，或避暑纳凉，露宿饮冷，突然昏瞀，腹痛，肢麻，汗闭不出，是为阴暑。阳暑汗多固不能发汗，阴暑虽然汗闭不出，但亦不能发汗，只能芳香开窍，如痧气丸、纯阳正气丸之类，否则必致暑厥。

6. 虚人外感慎用汗药 临证常见的汗证为阳虚自汗，阴虚盗汗。虚人禀赋不足，腠理不密，容易出汗，液耗津少，玄府空虚，又易感冒。因此，发汗药宜慎用，阳虚的宜益气固表，如玉屏风散之类；阴虚的宜充阴解肌，如加味葳蕤汤之类。

7. 风湿痹痛可以汗解　常见的痹证，分风寒湿痹和热痹，当痹证酸麻疼痛时，可以用汗解之。如风寒湿痹分别用防风汤、乌头汤、薏苡仁汤等，三方组成皆有麻黄、桂枝、防风等药；热痹用白虎加桂枝千金犀角汤，方中有石膏、桂枝、豆豉等药。因此，痹证可以用发汗药，但必须区分风寒湿痹辨证用药。

8. 熏洗外用药可以发汗　外用熏洗药同样可以解肌发汗，达到取汗去邪目的。例如治疗四肢风湿冷痛，酸软麻木，用麻、桂、乌、附等药煎水熏洗，对那些不能服温燥药患者，会达到事半功倍的效果。另如小儿麻疹，疹出不透时，用新鲜芫荽煮水洗四肢，洗后可以使麻疹透齐。

治痿不能独取阳明

“治痿独取阳明”出自《素问·痿论》，成为后世治疗痿证原则。然而痿证与阳明关系究竟有多大，《内经》中“脾”“湿热”与阳明有关的有二条。如《素问·太阴阳明论》说：“脾病而四肢不用。”《素问·生气通天论》说：“因于湿，首如裹，湿热不攘，大筋软短，小筋弛长，软短为拘，弛长为痿。”后世医家从中作了不少文章，如《医宗必读·痿》指出：“足阳明者胃也，主纳五谷，化精微，以资表里，故为五脏六腑之海，而下润宗筋，宗筋者，前阴所聚之筋也，为诸筋之会，凡腰背溪谷之筋，皆属于此，故主束骨，而利机关也。”时至今日，我们在临床遇及某些痿证，存在着与“脾”“湿热”有关。但更多原因是气血虚弱，肝肾亏损，燥邪伤肺，瘀血阻络，甚至风寒外侵，情志异常等。

痿证临床表现：患者肢体一侧或两侧、上肢或下肢，痿软无力，运动失灵，甚或二便失禁。其发生过程，有的是逐步加重，有的突然发作，有的起于发热之后。其发病原因不一，病程不一，证候不一，治疗肯定不能一致。因此，我们今日临床就不囿于“独取阳明”这个圈圈内，何况《素问·痿论》中已经根据临床表现按照五脏分属为脉痿、筋痿、肉痿、皮痿、骨痿等五种，全面地叙述了各种不同的痿证。这种五痿之分，基本符合目前实际情况，其治疗方法，“独取阳明”显然是不全面的，而应清热润燥，滋补肝肾，化瘀通络，补气益血，温筋暖骨，调和情志以及健脾燥湿等，辨证选用。

章氏曾治愈一例截瘫者。邱某，女性，23岁。患者一个月前下肢足趾发麻，初不介意，逐步上行发展，自踝至膝至股部，自觉麻木不仁，双腿举步艰难，动则跌仆，终至自腰以下感觉消失，形成截瘫，大小便亦感困难，但尚能出，乃往某医院神经科检查，诊断为脊髓蛛网膜炎，经治疗亦鲜效，乃转中医治疗。诊其脉沉弦，舌暗红，苔薄黄，下肢瘫痪，卧床不起，皮肤枯燥，肌肉消瘦，并有头昏、腰痛等症。辨证：劳伤过度，肝肾虚损，阴液不足，经脉失养，以致肢体不用。治以滋养肝肾，补血通络，知母10g，黄柏10g，生熟地各15g，当归10g，白芍10g，怀牛膝10g，杜仲10g，川断10g，龟胶10g，枸杞10g，川芎8g，鸡血藤15g。每日1剂，煎服。

按此方加减，服药30余剂，首先是大小便通畅，逐步肌肤转润，下肢及腰部有轻微知觉，乃继续服药至100剂，两腿能稍站立，至5个月能扶杖行走，调治1年后行动恢复正常。

左金丸治疗脘胁腹疼痛临床体会

左金丸出自《丹溪心法》，其组成只有二味药，比例是6∶1，即黄连6成，吴茱萸1成。其性味前者为苦寒，后者为辛温，寒温共投，相互为用。其能入肝经，为治肝火要药。主治肝火燥盛，左胁作痛，脘闷腹痛，吞酸，呕吐泛恶，口苦口干，便结或便稀，舌红，脉弦数。其作用机制：因是肝经主方，肝实则作痛，肝木生心火，心者肝之子，实则泻其子，故用黄连苦寒泻心，清心为君，使火不克金，金能克木，则肝能平矣。吴茱萸辛温，能入肝经，行气解郁，又能引热下行，故以为反佐，一寒一热，寒者正治，热者从治，以热治热，从其性而治之，亦称反治，故能相互为用。《医方集解》谓：“肝居于左，肺处于右，其所以名‘左金’者，谓使金令得行于左而平肝。”罗天益谓：“本方独用黄连为君，然必木气实而土不虚者，为相宜也。”《中医方剂学》则谓：本方适用于肝经火邪所致的实证，若肝胆血虚而致胁痛之证，本方即不适合。古今医学家对“左金丸”的组成、用法、功用，叙述颇为清晰，为后世应用明确了方向，它主治胃脘痛、胁痛、腹痛，用之得当可以立止疼痛，用非所宜，不仅不能止痛，反能使疼痛增剧。

根据临床体会，常见的胃脘痛，多为慢性胃炎、消化性溃疡等，其症状表现，除疼痛外，常有泛酸，口苦，呕恶，便结，舌红，舌苔黄，脉弦数等，用本方必立即获效。若口淡，纳呆，便溏，嗳气，喜热饮，舌暗淡，苔白，脉沉细，多为脾胃虚寒，则本方不适用，用之使疼痛增甚。

胁痛多为慢性胆囊炎、胆石症等，其症状表现除疼痛外，多伴有口苦口干，便结嗳气，恶油腻，舌红，苔黄腻，脉弦数等，本方最为适用。因黄连苦寒利胆，吴茱萸能辛散胆经郁热，一般认为胆居相火，以郁热为多，因此本方治疗胁痛，效果较好。

腹痛多为慢性结肠炎、慢性肠炎、慢性阑尾炎等，其症状表现除疼痛外，多伴有腹泻、肠鸣，其结肠炎、阑尾炎亦有表现便结者，并有纳少、嗳气、舌暗红、苔薄黄、脉沉细数，其便结者本方较为适合。急性发作如肠炎、痢疾、结石、痛经等不适合使用本方。

临床举例

例一：付某，男，40岁，经常胃脘疼痛，有时呕出酸苦水，大便干结，口干苦，喜饮，舌暗红，苔薄黄，脉弦细。医院检查，有十二指肠球部溃疡，用香砂六君丸、平胃丸等均不见效，改用左金丸后，胃痛立止，坚持服用，痛不再作，最后复查，“球溃”亦消失矣。

例二：王某，女，56岁，患右胁痛有一年余，往往在饭后不久即发痛，有时疼痛如锥刺，大便秘结，口干口苦，恶油腻，不断嗳气，脉弦数，舌红，苔黄腻，“B”超检查，提示为慢性胆囊炎。因疼痛频作，用他药不能止痛，用左金丸，并节制饮食。三个月后作“B”超复查，胆囊炎已消失，疼痛亦未复作。

例三：文某，女，40岁，脐周痛2年，大便干结，有时又有稀便，矢气多，便下夹黏液，有奇臭，经用纤维直肠镜内窥，诊断为“慢性结肠炎”。以左金丸给服，连服1个月，腹痛亦未再作，大便亦逐步正常，病亦告愈。

体会：

①左金丸临床确能止痛，因疼痛往往起于气滞血瘀，用吴茱萸辛能行气，黄连苦寒泻热，寒温共投，止痛迅速。

②胃脘、胁、腹疼痛的共同点，必须有热象，如口干口苦，便秘，舌红，苔黄，脉弦等，如具有虚寒证象，本方并不适宜。

③左金丸是入肝经、泻肝火要药，因胃痛系肝木侮土，胁痛属肝郁胆热，腹痛为肝郁气滞故也。

年谱

1924年9月11日	出生于江西省南昌市南昌县剑霞乡瀚头章村。
1931～1937	年在本村私塾读书。
1938年	因倭寇侵犯家乡，避难到外地。
1940年	在江西省吉安商店学徒。
1942年	在江西省吉安跟随江西名中医许寿仁先生学习中医。
1947年	帮助许寿仁先生创建“江西中医学校”。
1950年	在江西南昌1951流水沟三号开办“章真如诊疗所”。
1952年12月	参加中南卫生部在武汉市开办的“中南针灸师资训练班”学习。
1953年5月	分配到武汉市，参加筹建“武汉市针灸疗法门诊部”。
1954年	参加武汉市防汛获得三等功，并光荣加

	入中国共产党。
1955 年 4 月	参加新建的"武汉市中医门诊部"。
1956 年 1 月	参加武汉市新建的武汉市中医医院。
1957 年	担任武汉市中医医院学术研究室副主任。
1958 年	参加武汉市卫生局组织的赴黄陂县巡回医疗队。
1958 年	参加由武汉医学院举办的"业余医学院"学习达 6 年之久，学完了西医本科全部课程，并获得毕业证书。
1971 年	在武汉市第一医院担任内科主任。
1975 年	参加武汉市第一医院赴汉阳县邓南区巡回医疗队，担任队长。
1978 年	调回重建的武汉市中医医院。
1979 年 12 月	编著的《滋阴论》由湖北人民出版社出版。1985 年 6 月湖北科技出版社再版发行。
1979 年 12 月	参加北京中华全国中医学会第一次成立大会，并当选为第一届理事。
1980 年	《滋阴论》经武汉市科协评定为学术论文二等奖。
1980 年	《中医杂志》10 期上发表的"滋阴疗法及其有关问题"一文，于 1982 年由日本神户中医学研究会翻译编辑在《中医临床讲座》中。
1981 年	中华全国中医学会湖北分会成立，被选为副理事长。
1981 年	湖北省评审职称，被评为主任医师。

1981 年	担任武汉市中医医院业务副院长。
1981 年	中华全国中医学会武汉分会成立被选为理事长。
1982 年 2 月	被武汉市政府授予“劳动模范称号”。
1982 年 7 月	被中共武汉市授予“优秀共产党员”称号。
1982 年 12 月	被评为湖北省卫生战线先进工作者。
1983 年 2 月	编著的《中医养老论》由青海人民出版社出版。
1983 年 4 月	编著的《调气论》由湖北人民出版社出版。
1984 年	被武汉市卫生局任命为武汉市中医医院名誉院长。
1985 年 2 月	参加中华全国中医学会（后改为中国中医药学会）第二届改选，被选为理事。
1985 年 3 月	“风火同气”与“痰瘀同源”论文经武汉市科协评定为二等奖。
1986 年 7 月	编著的《风火痰瘀论》由人民卫生出版社出版。
1986 年 4 月	参加中华全国中医学会武汉分会编写《中医急诊》，并担任主编，由湖北科技出版社出版。
1986 年 9 月	编著的《肝胆论》由湖北科技出版社出版。
1986 年	担任武汉市卫生局职称评审委员会委员。
1986 年	被武汉市人民政府授予优秀科技工作者称号。

1987 年	“消石利胆丸治疗胆石症与慢性胆道感染”经专家鉴定获得武汉市科学技术进步三等奖。
1989 年 5 月	“消石利胆丸治疗胆石症与慢性胆道感染”获得湖北省卫生厅医药卫生科技成果三等奖。
1990 年	在北京参加国家中医药管理局召开的500 名导师拜师会。被人事部、卫生部、国家中医药管理局确定为首批继承老中医药专家学术经验指导老师。在武汉市卫生局召开的师承工作大会上正式确定郑翔、韩乐兵为学术继承人。
1991 年 1 月	获国务院颁发的政府特殊津贴及证书。
1992 年 6 月	编著的《章真如医学十论》由武汉出版社出版。
1993 年 6 月	应聘为湖北中医学院兼职教授。
1993 年 12 月	由郑翔、韩乐兵整理的《章真如中医临床经验集》由科学普及出版社出版。
1993 年	“朱丹溪生平及其学术研究”经专家评审为武汉市科学技术研究成果。
1994 年 12 月	编著的《朱丹溪学术考论》由中国中医药出版社出版。
1995 年	“朱丹溪理论与实践研究——《朱丹溪学术考论》与《章真如医学十论》”经专家评审为武汉市科学技术研究成果。
1997 年 4 月	武汉市卫生局召开第二批继承工作拜师会，确定刘惠武、章汉明为学术继承人。

1997 年　武汉市中医药学会改选，被选为名誉理事长。

1998 年　章真如指导，由韩乐兵、胡爱民、刘惠武、章汉明等研制的“消糖止渴胶囊治疗Ⅱ型糖尿病的临床及实验研究”通过专家评审。

1999 年 3 月　《风火痰瘀论》经人民卫生出版社推荐翻译成日文，由日本东洋学术出版社正式出版。

2000 年 4 月　章真如指导，章汉明、刘惠武整理的《章真如临床经验辑要》由中国医药科技出版社出版。